UNA GUÍA RÁPIDA SOBRE vitaminas minerales y suplementos

DRA. HELEN PENSANTI

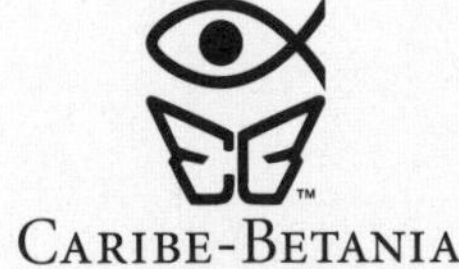

CARIBE-BETANIA

Una División de Thomas Nelson Publishers
The Spanish Division of Thomas Nelson Publishers
Since 1798 — desde 1798
www.caribebetania.com

Caribe-Betania Editores es un sello de Editorial Caribe, Inc.

Una subsidiaria de Thomas Nelson, Inc.
Nashville, TN, E.U.A.
www.caribebetania.com

Título en inglés: *Quick Guide to Vitamins, Minerals and Supplements*

Publicado por *Charisma House, Lake Mary, Fl, EUA*
Disponible en otros idiomas por Strang Communications,
600 Rinehart Road, Lake Mary, Fl. 32746 EUA
Fax (407)333-7147
www.charismahouse.com

Traducción: *Rolando Cartaya*

Diseño interior: *Grupo Nivel Uno, Inc.*

ISBN 0-88113-890-8

Impreso en E.U.A.
Printed in the U.S.A.

Dedicatoria

La idea de este libro fue sugerida por Paul y Jan Crouch, cuya sincera preocupación por sus televidentes se extiende no sólo a su bienestar espiritual sino también al físico. Su valioso liderazgo para el cuerpo de Cristo no tiene parangón.

¡Gracias a ustedes, Paul y Jan, por las muchas oportunidades que me han dado para ministrar a la familia de TBN en los años transcurridos desde 1985! Esta posibilidad de ministrar ha sido uno de mis más grandes placeres.

Dulce Espíritu Santo, te doy gracias por tu presencia y sabiduría, que me han permitido andar por la recta y angosta senda que conduce a disfrutar de la victoria en Jesús.

Del escritorio de la doctora Helen Pensanti

¡UN AGRADECIMIENTO ESPECIAL!

Deseo agradecer a mi querida amiga y productora de mi programa de televisión De Doctor a Doctor [Doctor to Doctor], Barbara Biski Hoffman, por acompañarnos y guardarnos a mí y a mi ministerio. Los dones y talentos que Dios me ha dado se han multiplicado por ciento mediante los esfuerzos de Bárbara para atemperar mis debilidades y aguzar y pulir mis fortalezas.

Bárbara ha estado también íntimamente involucrada con este manuscrito, haciendo posible que yo compartiera de manera efectiva este mensaje con usted, el lector.

RECONOCIMIENTOS

Quisiera asimismo agradecer a Kiana Groeters por mecanografiar el borrador original de este manuscrito a ciento cincuenta palabras por minuto ¡Vaya si es rápida!

Muchas gracias a Andy Broadaway de Online Mastery (www.onlinemastery.com), que pasó horas ayudando a organizar el material.

Y un agradecimiento especial a mis queridos televidentes por su amor, su apoyo y sus oraciones. Sus cartas, correos electrónicos y faxes han sido motivo de estímulo para mí a través de los años mientras me sentía a menudo nadando contra la corriente al tratar de integrar los tratamientos naturales y la medicina ortodoxa. Ahora, finalmente podemos ver el progreso en tanto se concluyen más y más estudios que respaldan el uso de las plantas medicinales y suplementos. Gracias una vez más por todo su apoyo ¡Oro siempre para que ustedes tengan «una mejor salud de forma natural»!

Cordialmente,
Doctora Helen Pensanti

Contenido

Introducción x
Antes de que siga leyendo.. xiii

VITAMINAS 1
Vitamina A 2
Vitaminas del complejo B 4
Vitamina B1 5
Vitamina B2 7
Vitamina B3 8
Vitamina B5 10
Vitamina B6 12
Vitamina B12 14
Biotina 16
Colina 18
Ácido fólico 20
Inositol 22
PABA 23
Bioflavonoides 25
Vitamina C 27
Vitamina D 30
Vitamina E 32
Vitamina K 34

MINERALES 37
Boro 38
Calcio 39
Cromo 42
Cobre 43
Yodo 45
Hierro 46

Magnesio 48
Manganeso 50
Potasio 51
Selenio 53
Vanadio 55
Zinc 57

AMINOÁCIDOS 59
Creatina 60
Glutationa 62
L-Arginina 64
L-Carnitina 66
L-Glutamina 68
L-Fenilalanina 70
L-Tirosina 72
Lisina 74
N-Acetilcisteína 75
Taurina 76

OTROS SUPLEMENTOS NATURALES 77
Acidófilo/ Probióticos 78
Aloe vera 80
Ácido alfalipoico 82
Androstenediona 84
Avena sativa 85
Betaglucano 86
Bilberry (Arándano europeo) 88
Cohosh negro 89
Condroitina 90
Coenzima Q-10 92
DHEA (Dehidroepiandrosterona) 94
DMAE (2-Dimetilaminoetanol) 96
Dong Quai 97

Equinácea 98
Ácidos Grasos Esenciales (EFA) 100
Matricaria 103
Ginkgo biloba 104
Ginseng 106
Glucosamina 108
Extracto de semillas de uva (Picnogenol) 110
Té verde 112
Gugulípido 113
Espino o marjoleta 115
IP6 (Hexafosfato de inositol) 116
Isoflavones 117
Kava 119
Lecitina 121
Raíz de regaliz 122
Luteína 124
Melatonina 126
Cardo lechero 128
MSM (Metilsulfonilmetano) 129
NADH (Dinucleótido de Nicotinamida Adenina) 131
Progesterona natural 132
Extracto de hojas de olivo 135
Aceite de orégano 136
Fosfatidilserina (PS) 138
Pregninolona 139
Pigeum 140
SAM-e (S-Adenosilmetionina) 144
Saw palmetto 145
Serotonina 5-Hidroxitriptamina (5-HTP) 146
Hierba de San Juan 147
Tribulus terrestris 149
Raíz de valeriana 150
Yohimbe 151

RECOMENDACIONES PARA AFECCIONES COMUNES

Acné 154
Alergias/ Fiebre del heno 155
Alzheimer, Mal de 156
Anemia 157
Angina 159
Envejecimiento, Suplementos contra el 160
Ansiedad 161
Artritis 162
Asma 163
Cáncer mamario 164
Cáncer 166
Candida albicans 168
Fatiga crónica, Síndrome de 169
Circulación, Problemas de la 171
Catarros y gripes 172
Aftas y herpes simplex 173
Depresión 174
Diabetes 175
Diabética, Neuropatía 176
Eczema/ Piel reseca 177
Enfisema, sistema respiratorio, bronquitis 178
Ocular, Salud 179
Fatiga 181
Fibroquística de las mamas, Enfermedad 182
Fibromialgia 183
Fungosas, Infecciones 184
Gastrointestinales, Problemas 185
Capilar, Salud 187
Jaquecas 189
Arritmias cardiacas 190

Cardiovasculares, Enfermedades 191
Herpes 193
Hipertensión arterial 194
Colesterol alto 195
Inmunológico, Sistema 197
Impotencia 198
Insomnio 199
Libido, Pérdida de la 201
Hepáticos, Problemas 202
Menopausia 203
Menstruales, Cólicos 205
Memoria, Función mental y 206
Abortos espontáneos 208
Osteoporosis 209
Periodontales, Afecciones 210
Síndrome premenstrual 211
Próstata 212
Psoriasis 213
Artritis reumatoidea 215
Sexual, Energía 216
Dérmicos, Problemas 217
Deficiencia espermática (Bajo conteo de espermatozoides) 218
Estrés y salud suprarrenal 219
Tinnitus (Campanilleo en los oídos) 220
Urinario, Infecciones del tracto 221
Virales, Infecciones 222
Pérdida de peso y supresores del apetito 223
Arrugas 224

Tres ases de triunfo 225
Guía de recursos 229
Notas 231

Introducción

Lo impensable ha sucedido: los médicos convencionales están reconociendo el importante papel que desempeñan las vitaminas, los minerales, los aminoácidos, los remedios de la medicina verde y otros suplementos en la salvaguarda de una salud óptima. La buena noticia es que estudios minuciosos han convencido a muchos médicos de que pueden prevenir e incluso revertir las enfermedades recomendando a sus pacientes el consumo apropiado de suplementos naturales.

RAZONES PARA SUPLEMENTARNOS

La siguiente es una lista parcial de algunas de las más importantes razones por las cuales necesitamos añadir suplementos a nuestras dietas:

- Suelos agotados y deficientes en nutrimentos.
- Aditivos en los alimentos (saborizadores, preservantes, colorantes, edulcorantes y reforzadores del sabor y el aroma).
- Comidas mal balanceadas.
- Toxinas y contaminantes ambientales.
- Alta ingestión de azúcar.
- Cuerpos que envejecen con diferentes necesidades.
- Estrés.
- Dietas.
- Enfermedades y dolencias.

REVERSIÓN DE PROCESOS DE ENFERMEDAD

Un creciente volumen de evidencias científicas está demostrando que los suplementos naturales no sólo nos ayudan a mantener una salud óptima y a prevenir las enfermedades; sino que de hecho nos ayudan a revertir los procesos de la enfermedad, incluyendo al temido cáncer. Muchos médicos han incluso reconocido las maravillosas propiedades que proveen estos nutrimentos naturales contra el envejecimiento.

Considerando la facilidad para adquirir suplementos naturales, creo firmemente que todos debemos establecer un régimen apropiado para su consumo, a fin de asegurar una salud óptima durante el resto de nuestras vidas. Yo he preparado esta sencilla guía como referencia para usted, a fin de ayudarle a establecer un régimen rutinario funcional.

RESPONSABLES DEL MANTENIMIENTO

Nuestro Creador formó de manera maravillosa y compleja nuestros cuerpos, ¡y nosotros tenemos la responsabilidad de mantenerlos! Resulta muy lamentable que ya no podamos confiar en nuestros alimentos para que nos suministren la nutrición que necesitamos debido al creciente agotamiento de los suelos y al abuso de productos químicos en la producción agrícola. Parte del problema ha sido la desobediencia de los agricultores a las leyes agrícolas que Dios estableció en su Palabra en lo referente a rotación de cultivos y a permitir que la tierra quede en barbecho a fin de que se pueda reponer.

Junto con la deteriorada calidad de nuestros alimentos, enfrentamos también complejos problemas de nuestra sociedad que amenazan a nuestra salud. Malos hábitos alimentarios, mayor estrés y exposición a las toxinas resultan en una capacidad disminuida de nuestros organismos para absorber los nutrimentos que ingerimos. Estas son algunas poderosas razones por las cuales nuestros cuerpos piden a gritos suplementos nutritivos.

RESPONDIENDO A SUS PREGUNTAS

Mientras los médicos y millones de personas aceptan el hecho de que para asegurar la salud debemos reconocer que necesitamos suplementos naturales, muchos de ustedes me hacen las preguntas más obvias:

- Doctora Helen, ¿qué suplementos necesito?

- ¿Cuál sería un buen régimen diario para mí?
- ¿Sirve el mismo régimen para todo el mundo?

Esta guía referencial de vitaminas, minerales, aminoácidos y otros suplementos le ayudará a responder estas preguntas, así como otras que me han planteado. Las secciones especiales que se aplican a sus problemas de salud y a sus necesidades específicas en la tercera edad le brindarán información al alcance de la mano para orientarse.

Y recuerde siempre: «El corazón alegre constituye buen remedio» (Proverbios 17.22).

Helen Pensanti
Doctora en medicina

Antes de que siga leyendo

Debido a la desproporción con que las grandes empresas promueven los suplementos nutricionales, es esencial que usted cuente con una definición práctica de los términos básicos que se utilizan en esta guía en relación con varios nutrimentos.

DEFINICIÓN DE TÉRMINOS

- **Vitamina**: Sustancia orgánica compleja que se encuentra en diversas formas en la mayoría de los alimentos, o a veces sintetizada en el organismo; y que es esencial, en pequeñas cantidades, para la regulación del metabolismo y el crecimiento y funcionamiento normales del cuerpo.[1]
- **Mineral**: Cualquier elemento o compuesto inorgánico indispensable para el crecimiento y funcionamiento adecuado de las plantas y los animales, tales como el hierro, el fósforo y el nitrógeno.[2]
- **Aminoácido**: Cualquiera de los ácidos orgánicos pertenecientes a un nutrido grupo que se enlaza formando cadenas de polipéptidos para crear las proteínas necesarias para la vida. Diez de ellos (los aminoácidos esenciales) no pueden ser sintetizados por el organismo humano y deben ser consumidos.[3]
- **Suplemento**: Término general que se refiere a algo añadido, especialmente para compensar una carencia o deficiencia.[4] En relación con la nutrición, la palabra *suplemento* es un término colectivo que engloba a todos los nutrimentos vitales que deben añadirse a nuestro régimen nutricional, debido al agotamiento de los suelos y a la degeneración de las dietas modernas.

Para nuestro propósitos, la sección Otros Suplementos Naturales de este libro incluirá sustancias vitales que no se ajustan a las categorías específicas de las vitaminas, minerales o aminoácidos.

DOSIS DIARIAS RECOMENDADAS

Amplias investigaciones científicas han demostrado que los niveles de nutrimentos por encima de las dosis diarias sugeridas son más beneficiosos para la prevención de enfermedades.

Las personas que toman sólo las dosis diarias recomendadas continúan desarrollando enfermedades del corazón, cáncer, diabetes, trastornos del sistema inmunológico e infecciones virales, debido a que estas dosis no satisfacen los niveles de nutrimentos necesarios para conservar una salud óptima. Por esa razón los profesionales de la salud han acuñado la frase *dosis diaria óptima* (DDA) la cual se refiere a las dosis necesaria no sólo para sobrevivir, sino para una salud óptima.

FORMAS DISPONIBLES DE SUPLEMENTOS

La mayoría de los suplementos están disponibles para el consumo en diversas formas. Usted puede tener una preferencia individual por alguna de ellas basándose en sus necesidades personales.

- **Tabletas:** La forma más común en que se encuentran los suplementos es fácil de llevar consigo y de guardar. Las tabletas tienen una larga vida en los estantes. También son escasas las posibilidades de que puedan ser adulteradas.
- **Capletas:** Estas son tabletas con la forma de cápsulas. Generalmente vienen con una cubierta para protegerlas de los ácidos gástricos y que se disuelvan en el intestino.
- **Cápsulas:** Estas se utilizan generalmente en todas las vitaminas liposolubles como la A, la D y la E.
- **Cápsulas de gelatina:** Estas cápsulas suaves son más fáciles de tragar que las regulares.
- **Polvos:** Los polvos son extrapotentes y también son adecuados para las personas que padecen alergias, debido a que no contienen rellenos ni aditivos.

- **Líquidos:** Esta forma de suplemento es fácil de tragar.

CÓMO GUARDAR LOS SUPLEMENTOS

Si usted guarda los suplementos en un lugar fresco y oscuro y los mantiene bien sellados, su ciclo de vida será de dos a tres años para los frascos y botellas sin abrir, y de un año una vez que han sido abiertos. No le aconsejo que refrigere los suplementos, ya que la humedad puede debilitar el uso con la acción de algunos productos.

CONCLUSIONES

Este libro está organizado de manera que le ayude a determinar fácilmente qué vitaminas, minerales y suplementos necesita tomar en su caso.

Si su meta es restaurar y mantener en su cuerpo una salud óptima, ¡este libro es para USTED!

Vitaminas

Las vitaminas son sustancias orgánicas que se derivan de las plantas y de productos animales. Con contadas excepciones, el organismo humano no las produce o fabrica, pero las necesita a diario para funcionar correctamente.

La palabra *vitamina* proviene de una raíz compuesta: *vit-amina*. Una *amina* es un compuesto químico que contiene nitrógeno, y el prefijo *vit* indica que es esencial para la vida. De forma que una vitamina es una amina esencial para la vida.

Las funciones vitales que realizan las vitaminas incluyen:

- Apoyar el normal funcionamiento de nuestros órganos.
- Ayudar al organismo a aprovechar los alimentos.
- Actuar como catalizadores de los procesos bioquímicos del cuerpo, incluyendo la formación de la sangre, la transmisión nerviosa, el metabolismo de las proteínas e incluso la formación de hormonas.

Es imposible llevar una vida normal sin vitaminas; debemos obtenerlas de los alimentos o de suplementos nutricionales.

Vitamina A

(en forma de betacaroteno)

INFORMACIÓN SOBRE EL NUTRIMENTO

- La forma de caroteno se utiliza con más frecuencia, en dosis altas no ha mostrado toxicidad.
- Parte del betacaroteno que se encuentra en forma de frutas y vegetales es convertido por su organismo en vitamina A. Por ello se define al caroteno como provitamina A.
- La fuente animal de vitamina A es conocida como Retinol.
- La vitamina A se mide en las unidades USP (United States Pharmacopeia) e IU (International Units). También puede ser medida en RE (Retinol Equivalents).
- La vitamina A se almacena en el organismo. (Nota: Los nutrimentos que se almacenan en el cuerpo son beneficiosos debido a que este puede aprovechar sus reservas cuando las necesita. Sin embargo, es preciso cuidarse de consumir cantidades consistentemente altas, las cuales pueden crear una condición tóxica. En otras palabras, tome sólo la dosis recomendada.)

BENEFICIOS PARA SU CUERPO

- Apoya el sistema inmunológico y protege al organismo de resfriados, gripes e infecciones.
- Se sabe que es un factor en la prevención del cáncer.
- Ayuda a reducir el riesgo de enfermedades cardiovasculares.
- Ayuda en el tratamiento del enfisema y las enfermedades respiratorias superiores y de los pulmones.
- Es importante para tener huesos fuertes y encías y dientes sanos.
- Ayuda en los procesos reproductivos y a mantener una esperma saludable.

- Ayuda en la prevención de la ceguera nocturna y en el fortalecimiento de una visión débil.
- Es útil en el tratamiento de otras enfermedades oculares como la degeneración macular y la retinosis pigmentaria.
- Promueve piel y cabello sanos.
- Aplicada tópicamente es efectiva en el tratamiento del acné y en la eliminación de arrugas superficiales.

PRINCIPALES FUENTES NATURALES

- Hígado, aceite de pescado, zanahorias, verduras de hojas verde oscuro, vegetales amarillos, frutas amarillas (albaricoques, melón de Castilla), huevos.

CÓMO SUPLEMENTAR

- Dosis recomendada: 5.000-10.000 IU diarias.
- No exceder las 40.000 IU diarias.

EXCESO/CARENCIA

- El exceso puede causar agrandamiento del hígado.
- La carencia causa la ceguera nocturna.

PROBLEMAS DE TOXICIDAD

- Tomar 50.000 IU diarias durante un periodo largo resulta tóxico para los adultos.
- Tomar 18.500 IU diarias es tóxico para los niños.
- Tomar 30.000 IU diarias puede poner la tez amarilla.

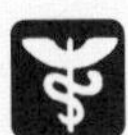

COMENTARIOS DE LA DOCTORA

- ¡Coma zanahorias! Son extremadamente ricas en betacaroteno. Dos zanahorias grandes le proporcionarán aproximadamente 10.000 IU de vitamina A.
- La vitamina A no debe tomarse junto con el medicamento contra el acné Accutane.
- Las mujeres gestantes no deben tomar vitamina A, pero pueden tomar betacaroteno sin experimentar efectos adversos.

Vitaminas del Complejo B

INFORMACIÓN SOBRE EL NUTRIMENTO

- La «familia» de las vitaminas B consta de la B1(tiamina); la B2 (riboflavina); la B3 (niacina); la B5 (ácido pantoténico); la B6 (piridoxina); la B15 (ácido pangámico), la biotina, la colina, el ácido fólico, el inositol y el PABA (ácido paraaminobenzoico). En las páginas siguientes trataremos sobre cada una de ellas por separado (con la excepción de la B15, la cual no constituye un suplemento común que se tome por separado).
- El complejo B es un suplemento que se formula a fin de incluir varias de las vitaminas B. Aun si usted toma otras vitaminas B por separado, es bueno añadir un suplemento de complejo B, ya que estas vitaminas funcionan mejor en conjunto y harán su régimen más eficaz.
- Son vitaminas hidrosolubles, por lo cual se requiere su consumo diario.
- El complejo B suele dar a la orina un color amarillento. Esto se debe a la vitamina B2, cuyo color natural es amarillo. El excedente no utilizado por el cuerpo es excretado.
- El estrés, una dieta deficiente y el consumo de alcohol hacen menguar rápidamente la reserva de vitaminas B del organismo

BENEFICIOS PARA SU CUERPO

- Producen energía, reducen la fatiga.
- Disminuyen la ansiedad.
- Sirven como terapia contra la depresión.
- Nota: Lea la exposición sobre los miembros individuales de la familia B, para que se entere de los múltiples beneficios de estas vitaminas.

Vitamina B1

(Tiamina)

INFORMACIÓN SOBRE EL NUTRIMENTO

- Esta importante vitamina es hidrosoluble, lo que hace necesario su consumo diario.
- Comer a menudo comidas rápidas conduce frecuentemente a una carencia de vitamina B1.
- La B1 es un antioxidante. (Nota: Los antioxidantes protegen a las células de los dañinos efectos de los radicales libres que ocurren durante el metabolismo normal de la célula.)[1]

BENEFICIOS PARA SU CUERPO

- Desempeña un importante papel en la producción de energía.
- Apoya al cerebro y el sistema nervioso.
- Mejora la circulación.
- Se necesita para la producción de glóbulos rojos.
- Puede ayudar a reducir la neuropatía diabética (entumecimientos y calambres en las extremidades).
- Puede ayudar con los síntomas del herpes zoster.
- Fortalece el sistema inmunológico.
- Apoya a las glándulas suprarrenales.
- Se necesita para el metabolismo de los carbohidratos.

PRINCIPALES FUENTES NATURALES

- Levadura cervecera, frijoles y arvejas, germen de trigo, avena y cacahuates (maní).

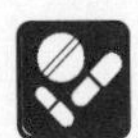

CÓMO SUPLEMENTAR

- Dosis recomendada: 25-100 mg diarios.
- Funciona mejor si se toma junto con un suplemento del complejo B.

EXCESO/CARENCIA

- La carencia de tiamina puede causar fatiga, síndrome del «cerebro nebuloso», palpitaciones cardiacas y problemas de la visión.
- Otros síntomas incluyen diarrea, pérdida de peso, hormigueo en los dedos de las manos y pies, debilidad muscular y mareo. Se suelen encontrar carencias de B1 en pacientes siquiátricos y alcohólicos.
- La carencia de B1 también causa el beriberi.

PROBLEMAS DE TOXICIDAD

- Son raros, pues no se almacena en el organismo.

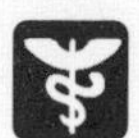

COMENTARIOS DE LA DOCTORA

- Yo siempre incluyo la B1 en mi fórmula contra el síndrome premenstrual, dadas sus propiedades diuréticas ligeras y su efecto positivo sobre el sistema nervioso y la actitud mental. Prefiero usarla en conjunto con la B2, B6, B12 y magnesio.

Vitamina B2
(Riboflavina)

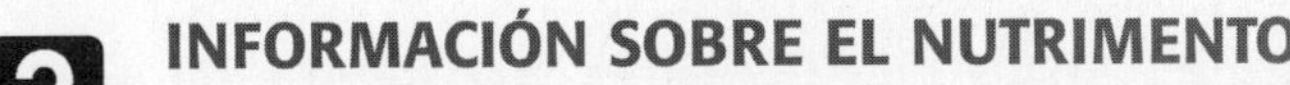

INFORMACIÓN SOBRE EL NUTRIMENTO

- La riboflavina es hidrosoluble, por lo cual se requiere su consumo diario.
- Da a la orina su color amarillo después del consumo de multivitaminas del complejo B.
- La B2 también puede actuar como antioxidante.

BENEFICIOS PARA SU CUERPO

- Ayuda a convertir los alimentos en energía.
- Ayuda en la formación de glóbulos rojos.
- Ayuda al organismo a producir anticuerpos para la función inmune.
- Es muy importante en la reproducción y el embarazo.

PRINCIPALES FUENTES NATURALES

- Levadura cervecera, espinaca, espárragos, huevos, yogur, frijoles, pescado, vísceras,

CÓMO SUPLEMENTAR

- La dosis recomendada es de 25-100 mg diarios.
- Mejor si se toma con un suplemento del complejo B.

EXCESO/CARENCIA

- Su carencia puede causar llagas en las comisuras de la boca y en la lengua, sensibilidad elevada y ojos lacrimosos o enrojecidos.

PROBLEMAS DE TOXICIDAD

- No se conoce ninguno.

COMENTARIOS DE LA DOCTORA

- Si usted está gestando o intentando embarazarse, asegúrese de ingerir al menos 50 mg de B2 con sus multivitaminas. La carencia de B2 puede ocasionar daños a un feto en desarrollo.

Vitamina B3

(Niacina)

INFORMACIÓN SOBRE EL NUTRIMENTO

- La niacina es hidrosoluble, por lo que se requiere su consumo diario.
- Tiene buena reputación como vitamina que fortalece la salud del corazón.
- Se necesita para el sano funcionamiento del cerebro y los nervios.
- Carencias de B3 se encuentran con frecuencia en personas de la tercera edad que padecen demencia y confusión.

BENEFICIOS PARA SU CUERPO

- Reduce los niveles de colesterol y triglicéridos.
- Puede aumentar los niveles del colesterol «bueno» HDL.
- Ayuda al metabolismo.
- Mejora la circulación sanguínea.
- Ayuda en la producción de hormonas sexuales.
- Reduce la necesidad de azúcares.
- Ayuda a mantener sana la piel y combate el acné.
- Mejora la memoria.
- Alivia el mareo en la enfermedad de Meniére.
- Trata las jaquecas y otros síntomas del consumo de alcohol.

PRINCIPALES FUENTES NATURALES

- Pescado, carnes magras, carne de aves, levadura cervecera, germen de trigo, huevos, nueces, legumbres.

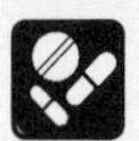

CÓMO SUPLEMENTAR

- La dosis habitual es de100-400 mg diarios.
- Para reducir el colesterol, usted la necesita en la forma de hexaniacinato de inositol. Podría necesitar dosis más altas para reducirlas subsiguientemente, en la medida en que el nivel de colesterol descienda. Consulte con su médico.

EXCESO/CARENCIA

- La deficiencia de niacina puede causar mal aliento y erupciones severas en la piel.
- La enfermedad causada por su carencia se conoce como pelagra. Los síntomas son demencia, diarrea e inflamación en la lengua. Es bastante rara en los Estados Unidos.

PROBLEMAS DE TOXICIDAD

- Su toxicidad es rara.
- Las dosis extremadamente altas y continuas pueden ocasionar daños hepáticos.

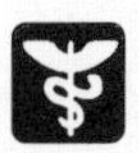

COMENTARIOS DE LA DOCTORA

- Si usted está tomando un suplemento separado de niacina además de su complejo B, evite tomarlo con el estómago vacío a fin de evitar malestar gastrointestinal.
- Si padece de gota o úlceras, no suplemente con niacina simple. Escoja en su lugar hexaniacinato de inositol.
- ADVERTENCIA: Algunas formas de niacina pueden causar problemas de la piel, irritación estomacal y comezón. Dos de sus formas, el hexaniacinato de inositol y la niacinamida, no causan estos efectos secundarios.[2]

Vitamina B5
(Ácido pantoténico)

INFORMACIÓN SOBRE EL NUTRIMENTO

- El ácido pantoténico es hidrosoluble, por lo que debe ser consumido a diario.
- Se lo conoce como la vitamina antiestrés, pues ofrece un magnífico apoyo a a las glándulas suprarrenales agotadas.
- La vitamina B5 ayuda a las glándulas suprarrenales a fabricar hormonas.
- Es vital para la salud de los tejidos.

BENEFICIOS PARA SU CUERPO

- Ayuda a combatir el estrés y la fatiga.
- Ayuda a aliviar las alergias y el asma.
- Ayuda a aliviar la artritis.
- Ayuda a aliviar las jaquecas.
- Ayuda a tratar y prevenir la depresión y la ansiedad.
- Ayuda a prevenir la anemia.
- Ayuda a aliviar la soriasis.
- Ayuda en la sanación de heridas y a combatir infecciones.

PRINCIPALES FUENTES NATURALES

- Germen de trigo, granos enteros, melaza, levadura cervecera, nueces, huevos.

CÓMO SUPLEMENTAR

- La dosis habitual es de 200-1.000 mg diarios, dependiendo del nivel de estrés.

EXCESO/CARENCIA

- La carencia de B5 puede resultar en depresión, infecciones frecuentes y hormigueo en las manos y los pies.

PROBLEMAS DE TOXICIDAD

- No se conoce ninguno.

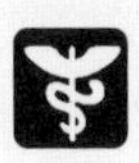

COMENTARIOS DE LA DOCTORA

- Si usted atraviesa un periodo de estrés, está anémico o sufre de fatiga extrema, le sugiero firmemente suplementar con vitamina B5 y un buen complejo B.

Vitamina B6

(Piridoxina)

INFORMACIÓN SOBRE EL NUTRIMENTO

- La B6 es en realidad un grupo de sustancias —piridoxina, piridoxal y piridoxamina— que actúan juntas.
- La vitamina B6 es soluble en agua, por tanto debe consumirse a diario.
- Es vital para la salud y el funcionamiento de las glándulas suprarrenales.
- La B6 es conocida por su efecto positivo en la retención de agua y los síntomas premenstruales.
- Las personas con síndrome de túnel del carpo suelen padecer una carencia de B6.
- La piridoxina es clave para la producción de glóbulos rojos.
- Las carencias de vitamina B6 se encuentran a menudo en personas ancianas que sufren de demencia y confusión así como en los diabéticos.

BENEFICIOS PARA SU CUERPO

- Reduce su riesgo de infarto cardíaco y enfermedades cardiovasculares al disminuir los niveles de homocisteína, cuando se toma con ácido fólico.
- Alivia el acné.
- Apoya la claridad mental y el funcionamiento del cerebro.
- Fortalece el sistema inmunológico.
- Equilibra los niveles de hormonas y agua (diurético suave).
- Ayuda a aliviar las alergias y el asma.
- Alivia el síndrome de túnel del carpo.
- Ayuda a aliviar las náuseas del embarazo.

- Reduce la neuropatía periférica, especialmente en los diabéticos.
- Trata o previene la anemia.

PRINCIPALES FUENTES NATURALES

- Trigo, soya, melaza, espinacas, melón de Castilla, huevos, maní o cacahuate, pescado.

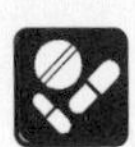

CÓMO SUPLEMENTAR

- Dosis habitual: 100 mg diarios.
- Mejor cuando se toma con un suplemento del complejo B, para prevenir un desequilibrio.
- También se halla disponible en cápsulas de acción lenta.

EXCESO/CARENCIA

- La carencia de B6 puede resultar en anemia y neuropatía (hormigueo en los dedos de manos y pies).
- La carencia de B6 también puede provocar depresión.

PROBLEMAS DE TOXICIDAD

- No tome más de 300 mg diarios para evitar daños neurológicos o hepáticos.

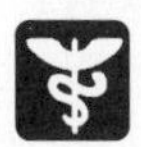

COMENTARIOS DE LA DOCTORA

- Todos deberían tomar a diario vitamina B6 y ácido fólico para reducir sus riesgos de infarto cardíaco.
- Recomiendo 150 mg diarios a los pacientes de Síndrome Premenstrual.
- Mi forma favorita de vitamina B6 es la cápsula de acción lenta.

Vitamina B12

(Cianocobalamina)

INFORMACIÓN SOBRE EL NUTRIMENTO

- La vitamina B12 es soluble en agua; por tanto, debe consumirse a diario.
- Se la conoce como la vitamina roja.
- El alcohol destruye la vitamina B12.
- Los ancianos presentan a menudo carencia de ella.

BENEFICIOS PARA SU CUERPO

- Ayuda en la formación de glóbulos rojos, y por tanto en la prevención de la anemia.
- Ayuda a reducir los riesgos de infarto cardíaco al reducir los niveles de homocisteína.
- Reduce la fatiga y ayuda a incrementar los niveles energéticos.
- Ayuda a aliviar las alergias.
- Mejora la concentración y la capacidad de aprendizaje y memorización.
- Ayuda a proteger contra los cánceres inducidos por el hábito de fumar.
- Es útil en los pacientes de esclerosis múltiple, puesto que ayuda a formar y mantener la vaina de mielina que recubre los nervios.
- Ayuda a prevenir el encanecimiento y la calvicie.

PRINCIPALES FUENTES NATURALES

- Hígado, carne, pescado, huevos, quesos, pollo.

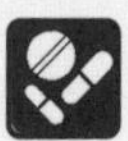

CÓMO SUPLEMENTAR

- La dosis habitual es de 100-400 mg diarios.

EXCESO/CARENCIA

- La carencia de B12 puede resultar en anemia perniciosa, depresión y fatiga.
- Frecuentemente se encuentra una carencia de vitamina B12 en los pacientes del mal de Alzheimer.

PROBLEMAS DE TOXICIDAD

- No se conoce ninguno.

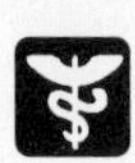

COMENTARIOS DE LA DOCTORA

- Si usted es vegetariano y no come huevos, queso ni leche, necesita suplementos de vitamina B12.
- El organismo absorbe rápidamente la forma sublingual de esta vitamina, mejor que una cápsula que tiene que atravesar el estómago y el sistema digestivo.
- Cuando existe una carencia severa de vitamina B12, resultante en fatiga extrema o, en los ancianos, pérdida grave de la función cognitiva, recomiendo una inyección semanal de este suplemento hasta resolver el problema.

Biotina

INFORMACIÓN SOBRE EL NUTRIMENTO

- La biotina es otro miembro de la familia del complejo B y es también soluble en agua.
- El organismo la utiliza para metabolizar los carbohidratos, grasas y proteínas.
- El cuerpo necesita biotina para el desarrollo de los glóbulos blancos.
- Los diabéticos suelen tener bajos niveles de biotina.

BENEFICIOS PARA SU CUERPO

- Previene la calvicie y ayuda a evitar el encanecimiento.
- Mejora la utilización de insulina (buena para la diabetes).
- Ayuda a tratar la soriasis, el eczema, la dermatitis y la caspa.
- Ayuda a mantener sana la piel.
- Mantiene fuerte el sistema inmunológico.

PRINCIPALES FUENTES NATURALES

- Yema de huevo, levadura cervecera, nueces, melaza, soya.

CÓMO SUPLEMENTAR

- La dosis habitual es de 50-100 mg.
- Funciona mejor en combinación con las demás vitaminas B y se encuentra generalmente en el complejo B.

EXCESO/CARENCIA

- La carencia de biotina puede causar el encanecimiento del cabello; además, una carencia puede conducir a depresión y agotamiento severos.

PROBLEMAS DE TOXICIDAD

- No se conoce ninguno.

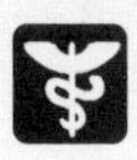

COMENTARIOS DE LA DOCTORA

- Si usted está cansado y pálido, y tiene ulceraciones en la lengua, podría padecer una deficiencia de biotina.
- Además quienes comen claras de huevo crudas están sujetos a deficiencias de biotina, debido a que una sustancia química de las claras motiva al organismo a excretar la biotina. No recomiendo comer huevos crudos, pero si lo hace, tome nota.
- Existe evidencia anecdótica de que 100 mg de biotina diarios pueden prevenir en algunos hombres la pérdida del cabello.

Colina

INFORMACIÓN SOBRE EL NUTRIMENTO

- La colina es un miembro de la familia de las vitaminas B.
- Es una de las pocas sustancias que pueden penetrar la barrera de sangre del cerebro.
- La acetilcolina, un importante nutrimento del cerebro, no puede ser producida por el organismo en ausencia de colina.
- Cocinar los alimentos suele destruir la colina presente en ellos.
- Sin colina, las membranas celulares degeneran.
- Ayuda en las funciones de la vesícula biliar y del hígado.

BENEFICIOS PARA SU CUERPO

- Promueve la salud del cerebro.
- Evita la acumulación de grasas en el hígado; ayuda a desintoxicarlo.
- Ayuda a disminuir y tratar los zumbidos en los oídos.
- Puede ayudar a retardar el envejecimiento del cerebro (ayuda a mantener sanas las sinapsis de las neuronas).
- Puede ayudar a reducir y prevenir los ataques de asma.
- Puede ayudar en el tratamiento del mal de Alzheimer.
- Ayuda a combatir la ansiedad y el estrés al «calmar al cerebro».

PRINCIPALES FUENTES NATURALES

- Yema de huevo, soya, lecitina, carnes, legumbres, col o repollo.

CÓMO SUPLEMENTAR

- La dosis habitual es de 200-500 mg diarios.

EXCESO/CARENCIA

- Una deficiencia de colina puede conducir a cirrosis hepática

PROBLEMAS DE TOXICIDAD

- No se conoce ninguno.

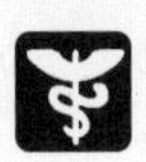

COMENTARIOS DE LA DOCTORA

- Si usted tiene problemas de memoria, le recomiendo insistentemente que agregue colina a su régimen de vitaminas.
- Las personas que consumen alcohol deben estar conscientes de que necesitan tomar suficiente colina para apoyar a su hígado.
- La colina y el inositol pueden ayudar a evitar el debilitamiento del cabello y la calvicie.

Ácido Fólico
(Folato)

INFORMACIÓN SOBRE EL NUTRIMENTO

- La de ácido fólico es una de las más comunes deficiencias vitamínicas.
- Es soluble en agua, por lo que es necesario consumirlo a diario.
- Es esencial para la formación de glóbulos rojos.
- La deficiencia de ácido fólico puede conducir a anemia.
- En muchas personas que padecen demencia y confusión mental se ha encontrado deficiencia de ácido fólico.
- Niveles bajos de ácido fólico y altos de homocisteína se han asociado con el mal de Alzheimer.
- Se necesita para una división celular apropiada, por lo que es extremadamente importante mantener niveles normales en los primeros meses del embarazo.

BENEFICIOS PARA SU CUERPO

- Protege contra la espina bífida y otros defectos congénitos del tubo neural.
- Ayuda a disminuir los niveles de homocisteína, reduciendo los riesgos de enfermedades cardiovasculares e infarto cardiaco.
- Previene las llagas.
- Alivia los síntomas de la gota.
- Ayuda en el tratamiento del acné.
- Ayuda a prevenir la gingivitis y otras enfermedades periodontales.
- Ayuda a aliviar el síndrome de las piernas inquietas.
- Puede ayudar, según estudios, a tratar la displasia y el cáncer cervicales.
- Fortalece el sistema inmunológico.
- Ayuda en el tratamiento de la depresión.
- Ayuda a proveer al cerebro nutrición para prevenir la demencia.
- Puede ayudar en la impotencia o la falta de deseo sexual.

- Puede ayudar a restaurar el color natural a las canas.

PRINCIPALES FUENTES NATURALES

- Verduras de hojas verdes oscuro (como la espinaca y la berza), espárragos, soya, arvejas, yema de huevo, melón de Castilla, albaricoques.

CÓMO SUPLEMENTAR

- Se toma generalmente en dosis de 400 mg y 800 mg.
- Dosis recomendada: 800 mg diarios.

EXCESO/DEFICIENCIA

- La deficiencia puede resultar en anemia, jaquecas y palpitaciones.
- Dosis muy altas de ácido fólico pueden interferir con ciertos medicamentos contra el cáncer.
- Las personas con trastornos convulsivos no deben tomar dosis altas de ácido fólico.

PROBLEMAS DE TOXICIDAD

- Son raros.

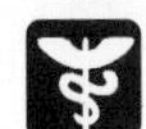

COMENTARIOS DE LA DOCTORA

- Recomiendo especialmente un régimen de suplementos que incluya el ácido fólico y la vitamina B6, pues existe abundante información de que pueden reducir drásticamente los riesgos de infarto cardíaco.
- Para las mujeres en edad de tener hijos, los estudios demuestran que tomar a diario 400 mg puede prevenir la mayoría de los defectos congénitos del tubo neural. Este régimen debe comenzar antes de la concepción ya que las primeras seis semanas del desarrollo del feto son las más críticas. (En esta etapa muchas mujeres ni siquiera saben que están embarazadas.)
- Las personas de la tercera edad y todas las mujeres que toman anticonceptivos deben tomar ácido fólico.
- Revise sus multivitaminas para asegurarse de que está tomando al menos 400 mg de ácido fólico diarios.

Inositol

INFORMACIÓN SOBRE EL NUTRIMENTO

- El inositol es miembro de la familia de las vitaminas B.
- Los pacientes de esclerosis múltiple suelen presentar deficiencia de inositol.
- Es vital para el crecimiento del cabello.

BENEFICIOS PARA SU CUERPO

- Ayuda a mantener ojos sanos.
- Ayuda a reducir el colesterol.
- Ayuda a prevenir el endurecimiento de las arterias.
- Es útil contra la neuropatía diabética.
- Mejora el sueño a nivel de REM o Movimiento Rápido de los Ojos (sueño profundo).
- Ayuda a desintoxicar el hígado.
- Se han utilizado dosis altas para tratar la depresión y la conducta obsesivo-compulsiva.
- En conjunto con la colina, el inositol puede ayudar a disminuir los síntomas del síndrome premenstrual.

PRINCIPALES FUENTES NATURALES

- Granos enteros, vísceras, legumbres, uvas pasas, lecitina.

CÓMO SUPLEMENTAR

- El inositol se encuentra generalmente en suplementos del complejo B en dosis de 25-250 mg.
- 100 mg sería una dosis apropiada.

EXCESO/DEFICIENCIA

- Se cree que la carencia contribuye a los síntomas de la pérdida del cabello.

PROBLEMAS DE TOXICIDAD

- No se conoce ninguno.

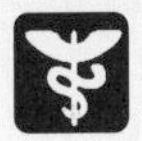

COMENTARIOS DE LA DOCTORA

- Quienes consumen alcohol o altos niveles de cafeína pueden experimentar deficiencia de inositol y requerir suplementos.
- El inositol y la colina pueden ayudar a prevenir el cabello ralo y la calvicie.

PABA

(Ácido paraminobenzoico)

INFORMACIÓN SOBRE EL NUTRIMENTO

- El ácido paraminobenzoico es miembro de la familia de las vitaminas B.
- Ayuda en el metabolismo de los aminoácidos.
- Respalda el cultivo de una flora intestinal sana.
- Apoya la producción de vitamina B12 por el organismo.

BENEFICIOS PARA SU CUERPO

- Protege la piel de los efectos negativos de los rayos ultravioletas (quemaduras de sol, cáncer de la piel).
- Promueve una piel sana.
- Puede retardar el encanecimiento cuando se usa en conjunto con el ácido pantoténico (B5).
- Ayuda a aliviar la ansiedad.

PRINCIPALES FUENTES NATURALES

- Levadura cervecera, melón de Castilla, uvas pasas, huevos.

CÓMO SUPLEMENTAR

- Se encuentra generalmente los suplementos del complejo B en dosis de 50-100 mg.
- También está disponible por separado en cápsulas regulares y de acción lenta.

EXCESO/DEFICIENCIA

- La deficiencia puede provocar eczema.
- El PABA puede interferir con algunos medicamentos contra el cáncer.

PROBLEMAS DE TOXICIDAD

- La toxicidad es rara.
- No se aconsejan dosis en extremo altas y continuas, pues pueden causar daños hepáticos.

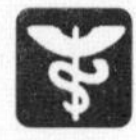

COMENTARIOS DE LA DOCTORA

- El PABA se utiliza con frecuencia para proteger contra las quemaduras del sol, y puede proteger al mismo tiempo contra las arrugas de la piel.
- Nota: Algunas personas son alérgicas.

Bioflavonoides

(Bioflavonoides de los cítricos, rutina, hesperidina y quercetina)

INFORMACIÓN SOBRE EL NUTRIMENTO

- Los bioflavonoides son pigmentos de las plantas.
- No pueden ser producidos por el cuerpo, por lo cual deben obtenerse a través de la dieta.
- Se les conoce como vitaminas P (por la permeabilidad) debido a que incrementan la resistencia de los capilares.
- Los flavonoides son las sustancias que proporcionan a los cítricos sus colores amarillo y anaranjado.
- Se encuentran con frecuencia en suplementos de complejos de vitamina C, ya que promueven una buena absorción de esta vitamina.
- Los bioflavonoides tienen propiedades antioxidantes.
- Fortalecen las membranas celulares y las hace más resistentes a los virus e infecciones.
- La quercetina ayuda a reducir la inflamación y es un agente antiviral y antihistamínico.

BENEFICIOS PARA SU CUERPO

- Fortalecen las paredes de los capilares.
- Pueden ser un remedio efectivo para las venas varicosas, las hemorroides y los hematomas.
- Son reforzadores naturales de la inmunidad, que ayudan a aumentar la resistencia a la infección.
- Pueden ser poderosos agentes anticancerosos, especialmente la quercetina.
- Ayudan a mejorar la circulación sanguínea en el organismo, incluyendo a la piel.
- Ayudan a mantener el colágeno y los tejidos conectivos.
- La quercetina es útil para reducir los síntomas de alergia y asma.
- Asisten contra las infecciones del tracto respiratorio.

PRINCIPALES FUENTES NATURALES

- La corteza blanca bajo la cáscara de cítricos como el limón, las naranjas y las toronjas o pomelos; también se encuentran en el alforjón, las moras y las cerezas.
- La quercetina se halla en las cebollas, uvas y zucchini.

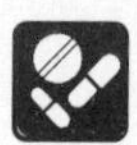

CÓMO SUPLEMENTAR

- Pueden encontrarse en algún complejo C o por separado.
- Se hallan generalmente en una proporción de 500 mg de bioflavonoides por cada 50 mg de rutina y hesperidina.
- Dosis más común: 500-2.000 mg diarios.

EXCESO/DEFICIENCIA

- Su deficiencia puede manifestarse como hematomas rojizos en las manos o brazos o edema (acumulación de líquido en los tejidos del organismo).

PROBLEMAS DE TOXICIDAD

- No se conoce ninguno.

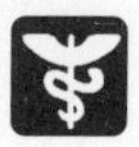

COMENTARIOS DE LA DOCTORA

- Muchas pacientes menopáusicas han hallado alivio eficaz a las calenturas al incrementar su consumo de bioflavonoides.
- Debe tomar bioflavonoides si sus encías sangran cuando se cepilla los dientes.
- Un estudio realizado durante diez años demostró que los bioflavonoides presentes en los cítricos pueden ayudar a prevenir los abortos o el trabajo de parto prematuro.

Vitamina C

INFORMACIÓN SOBRE EL NUTRIMENTO

- Casi todos los animales sintetizan su propia vitamina C; sin embargo, no ocurre lo mismo con los seres humanos.
- La vitamina C es un poderoso antioxidante que protege al organismo del daño de los radicales libres.
- Tiene propiedades antivirales.
- Incrementa en el organismo la actividad de los glóbulos blancos, los anticuerpos y las células T, reforzando así la función inmunológica.
- La vitamina C apoya a las glándulas suprarrenales, especialmente en períodos de estrés.
- Niveles saludables de vitamina C se asocian con una mayor esperanza de vida.
- El ácido ascórbico es la forma sintetizada de la vitamina C y puede ser un irritante para estómagos sensibles.
- Es crucialmente importante en la formación de colágeno, el cual es vital para los cartílagos y tejidos conectivos e importante para restañar heridas y mantener vasos sanguíneos sanos.

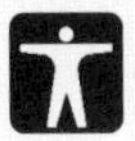

BENEFICIOS PARA SU CUERPO

- Fortalece el sistema inmunológico
- Puede ayudar a proteger contra muchos tipos de cáncer.
- Reduce los riesgos de enfermedades cardiovasculares.
- Ayuda a prevenir y combatir las infecciones bacterianas.
- Previene los coágulos y la arterioesclerosis.
- Reduce la duración y síntomas del catarro común.
- Reduce la frecuencia y severidad de los ataques de asma (se ha comprobado que muchos asmáticos tienen deficiencia de vitamina C).
- Puede ayudar a detener la formación de cataratas al minimizar el daño causado por la luz ultravioleta.

- Acelera la cicatrización de heridas y la recuperación posoperatoria ayudando a producir colágeno.
- Es útil contra la anemia, puesto que mejora la absorción de hierro.
- Ayuda a elevar el nivel del colesterol «bueno» HDL.
- Consumida en dosis altas puede ayudar a reducir los síntomas de alergia, incluyendo las alergias alimentarias.
- Puede mejorar la tolerancia a la glucosa en la diabetes del tipo II.

PRINCIPALES FUENTES NATURALES

- Frutas cítricas, brócoli, melón de Castilla, pimientos, kiwi, fresas, verduras de hoja verde oscuro.

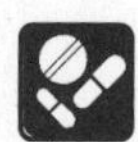

CÓMO SUPLEMENTAR

- La dosis habitual es de 500-1.000 mg, tres veces al día.
- Es mejor tomar la vitamina C en dosis divididas para incrementar su absorción. Pruebe a tomar 500 mg cuatro veces al día para ver si puede tolerarlo sin ablandar demasiado las heces. Si no, reduzca levemente la dosis hasta que encuentre la ideal para usted.
- A los primeros síntomas de catarro, tome a diario de 2.000 a 6.000 mg. Esto puede acortar en un 30% su duración y severidad.
- La mejor forma de vitamina C contiene bioflavonoides, hesperidina y rutina extraídos de pétalos y botones de rosas silvestres.

EXCESO/DEFICIENCIA

- Un exceso de vitamina C puede aflojar los intestinos o causar diarrea.
- La carencia de vitamina C resulta en sangramiento de las encías, hematomas y frecuentes infecciones virales.

- El escorbuto es una carencia severa de vitamina C que resulta en encías reblandecidas y sangrantes, debilidad extrema y hemorragias bajo la piel. Es extremadamente raro en el mundo occidental.

PROBLEMAS DE TOXICIDAD

- Rara.

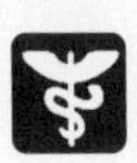

COMENTARIOS DE LA DOCTORA

- Incremente su consumo de vitamina C en tiempos de estrés y exposición a contaminantes ambientales. El estrés promueve la excreción de esta importante vitamina.
- Informe a su médico si está tomando dosis altas de vitamina C, ya que puede alterar los resultados en exámenes de sangre u orina.
- Grandes cantidades de vitamina C también pueden interferir con las propiedades anticoagulantes del coumadin.
- No se recomiendan dosis altas a personas con condiciones genéticas que les provocan superabundancia de hierro (como la talasemia) puesto que la vitamina C mejora la absorción de este mineral.
- Si usted está tomando dosis altas de vitamina C, asegúrese de tomar un suplemento de magnesio para protegerse contra la formación de cálculos renales.
- Guárdese de tomar demasiada vitamina C de la que se vende para mascar, pues puede erosionar el esmalte de sus dientes.

Vitamina D

INFORMACIÓN SOBRE EL NUTRIMENTO

- Se la conoce como la «vitamina del Sol», debido a que los rayos ultravioleta de este actúan sobre la piel para producir vitamina D, que es luego absorbida por el cuerpo.
- Exponerse a la luz del sol por lo menos 15 minutos al día ayuda al organismo a producir vitamina D.
- Es esencial para el mantenimiento de la densidad ósea. Sin vitamina D, el calcio no puede ser utilizado para formar los huesos.
- La vitamina D es liposoluble; el organismo almacena sus excedentes en los tejidos grasos.
- Nota: Algunas vitaminas son solubles en grasas, mientras que otras lo son en agua. Estas deben ser tomadas a diario debido a que no pueden ser almacenadas y se excretan en unos días. Las vitaminas liposolubles pueden ser almacenadas en los tejidos grasos del organismo y en el hígado. Su digestión mejora cuando se toman con alimentos que contienen grasas.
- Se mide en Unidades Internacionales (IU) o en microgramos (mcg).

BENEFICIOS PARA SU CUERPO

- Ayuda al cuerpo a utilizar el calcio y el fósforo necesarios para mantener dientes y huesos fuertes.
- Ayuda a tratar los trastornos del sistema inmunológico.
- Ayuda prevenir la osteoporosis y la deficiencia de calcio.
- Ayuda en el tratamiento de la conjuntivitis y el glaucoma.
- Ayuda a mantener una correcta función de la glándula tiroides.

PRINCIPALES FUENTES NATURALES

- Aceites de hígado de pescado, productos lácteos fortificados, salmón, atún, arenque, sardinas.
- Los vegetales no constituyen una buena fuente de vitamina D.

CÓMO SUPLEMENTAR

- Se presenta generalmente en cápsulas de 400 IU.
- Tome a diario 400-800 IU.

EXCESO/DEFICIENCIA

- El exceso de vitamina D conduce a una excesiva calcificación de los tejidos y puede afectar las funciones renales y hepáticas, provocar una sed inusual, ojos irritados y comezón.
- La deficiencia de vitamina D causa el raquitismo, una enfermedad que resulta en extremidades inferiores débiles y arqueadas.
- La falta de vitamina D puede causar también deterioro dental severo y osteoporosis.

PROBLEMAS DE TOXICIDAD

- No tome más de 3.000 IU diarias para evitar toxicidad.
- Las dosis de más de 1.800 IU diarios pueden causar toxicidad en los niños.

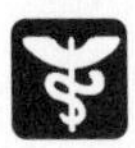

COMENTARIOS DE LA DOCTORA

- Los trabajadores nocturnos y las personas que permanecen en el interior de sus viviendas sin tomar el sol necesitan mayores niveles de vitamina D.
- Las personas mayores deben asegurarse de incrementar su consumo de vitamina D, debido a que con los años nuestra capacidad de producir vitamina D en la piel declina, y nuestra capacidad de absorberla decrece.
- Algunos productos lácteos no son buenas fuentes de vitamina D, ya que la forma añadida de esta vitamina es la sintética o vitamina D2. Lea las etiquetas.

Vitamina E

INFORMACIÓN SOBRE EL NUTRIMENTO

- La vitamina E es liposoluble, pero puede ser almacenada en el organismo por un período limitado de tiempo.
- Se la mide en Unidades Internacionales (IU); 1 IU de vitamina E es equivalente a 1 mg.
- La vitamina E puede ser uno de los más poderosos nutrimentos que existen en términos de efectividad; es capaz de neutralizar a los radicales libres y es un poderoso y activo antioxidante, que protege contra el daño a las membranas celulares.
- Ayuda a proteger al cuerpo contra las toxinas ambientales así como contra los efectos dañinos del alcohol, el estrógeno y el tabaco.
- Se cree que los bajos niveles de vitamina E son un fuerte indicio de un potencial infarto cardíaco.

BENEFICIOS PARA SU CUERPO

- Reduce el colesterol.
- Retarda el avance del mal de Alzheimer.
- Previene las enfermedades cardiovasculares y los infartos.
- Reduce la agregación de las plaquetas y ayuda a prevenir la arterioesclerosis.
- Las investigaciones indican que protege contra varias formas de cáncer, incluyendo los de la piel, pulmones, mamario, de la próstata y cervical.
- Previene y disuelve los coágulos de sangre.
- Promueve cabello y piel sanos.
- Ayuda a tratar las enfermedades fibroquísticas de los senos.
- Mejora la utilización de la glucosa y la reacción de la insulina.
- Ayuda a reducir las calenturas en las mujeres premenopáusicas y menopáusicas.
- Mejora la salud del cerebro.

- Puede normalizar los niveles hormonales en las mujeres con síndrome premenstrual.
- Actúa como diurético y ayuda a disminuir la presión arterial.
- Ayuda en la prevención de abortos.
- Reduce el riesgo de desarrollar cataratas.
- Ayuda a reducir el dolor y la inflamación en el organismo, especialmente los calambres musculares y de las piernas.
- Disminuye el riesgo del mal de Alzheimer.
- Mejora el sistema inmunológico, especialmente en los ancianos.

PRINCIPALES FUENTES NATURALES

- Aceites (maíz, girasol, cártamo, soya), germen de trigo, trigo integral, nueces (especialmente almendras), espinaca.

CÓMO SUPLEMENTAR

- La dosis habitual es de 400-1.200 IU diarios.
- La mejor forma es la d-alfa tocoferol, que es natural y se absorbe mejor. La DL- alfatocoferol es una forma sintética.
- Los productos que combinan el selenio con la vitamina E incrementan la efectividad de esta última.
- Todas las mujeres deben tomar en la menopausia 800 IU de vitamina E diarios para ayudar a prevenir las calenturas y proteger el corazón.
- Las mujeres con síndrome premenstrual deben tomar 400 a 800 IU diarios para aliviar los síntomas, especialmente la sensibilidad en los pechos.

EXCESO/DEFICIENCIA

- La deficiencia de vitamina E hace al cuerpo susceptible de daños por parte de los radicales libres ambientales. Los síntomas de su deficiencia incluyen anemia, fecundidad disminuida, problemas oculares y dificultad para caminar.

PROBLEMAS DE TOXICIDAD

- Es rara. Las dosis extremadamente altas pueden causar náuseas, visión doble, cólicos intestinales y diarreas.

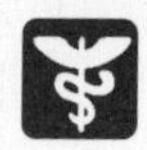

COMENTARIOS DE LA DOCTORA

- La mayoría de las personas no pueden obtener cantidades adecuadas de vitamina E de sus alimentos y necesitan suplementar.
- Si usted está tomando anticoagulantes o se piensa operar, hable con su médico antes de tomar vitamina E, ya que esta puede interferir con la absorción de la vitamina K, que ayuda a la coagulación.
- La vitamina E pierde potencia cuando se expone al aire, la luz, y el calor. Debe guardarse en un lugar fresco y oscuro.
- Tome vitamina E con alimentos que contienen grasas para facilitar su absorción.
- No recomiendo los suplementos de hierro, pero si los está tomando, debe estar consciente de que puede destruir la vitamina E. Deje pasar al menos ocho horas entre una y el otro.

Vitamina K

INFORMACIÓN SOBRE EL NUTRIMENTO

- La vitamina K es liposoluble; se almacena en los tejidos grasos.
- Ayuda a la producción de protrombina, la cual es necesaria para una coagulación apropiada de la sangre.
- El organismo es capaz de fabricar vitamina K utilizando bacterias beneficiosas que se hallan en el tracto intestinal.

BENEFICIOS PARA SU CUERPO

- Promueve una buena coagulación de la sangre.
- Promueve una función hepática saludable.
- Se ha utilizado para tratar las náuseas durante el embarazo.
- Se necesita para una mineralización apropiada de los huesos.
- Ayuda a reducir los flujos menstruales.
- Ayuda a tratar la ictericia y la cirrosis hepática.

PRINCIPALES FUENTES NATURALES

- Verduras de hojas verdes, brócoli, soya, hígado, salvado de trigo, melaza, tomates.
- También se encuentra en la carne, la leche, los huevos y las frutas.

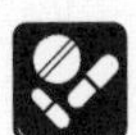

CÓMO SUPLEMENTAR

- No suele ser necesaria la suplementación, pues la mayoría de las personas obtiene suficiente vitamina K de su dieta.
- De ser necesaria, la dosis habitual es de 30-100 mcg.

EXCESO/DEFICIENCIA

- La deficiencia puede causar coágulos y sangramiento anormal (hemorragia nasal y gastrointestinal).

PROBLEMAS DE TOXICIDAD

- Las dosis extremadamente altas (más de 500 mcg) pueden ser tóxicas.

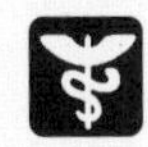

COMENTARIOS DE LA DOCTORA

- Si está tomando anticoagulantes, consulte con su médico antes de añadir vitamina K, pues esta promueve la formación de coágulos de sangre.
- Quizás haya oído hablar de una crema a base de vitamina K. Algunas personas dicen que les ha ayudado a eliminar venas varicosas y hematomas. La mayoría de estos informes son anecdóticos. Sin embargo, he tenido pacientes a los cuales la crema les ha resultado bien.

Minerales

Además de vitaminas, nuestros cuerpos necesitan minerales ¿Por qué? Porque muchas vitaminas no pueden ser asimiladas por el organismo sin ayuda de los minerales. Por otra parte, nuestros cuerpos no pueden fabricar sus propios minerales. Debemos ingerirlos en una forma que el organismo sea capaz de absorber, a fin de que realicen su tarea vital, de la cual precisamos para mantenernos saludables.

El organismo no asimila con facilidad los minerales. Para asimilarlos bien, nuestro sistema digestivo debe ser capaz de formar quelatos que el organismo pueda aprovechar. Como muchas personas no tienen un sistema digestivo eficiente y capaz de formar estos quelatos, los suplementos minerales que ellas toman pueden eliminarse sin haber sido nunca asimilados.

Actualmente se encuentran disponibles suplementos minerales con la leyenda «quelatados». Estos suplementos han pasado por un proceso que mejora su potencial de absorción. Por esa razón, recomiendo especialmente los suplementos minerales quelatados.

Boro

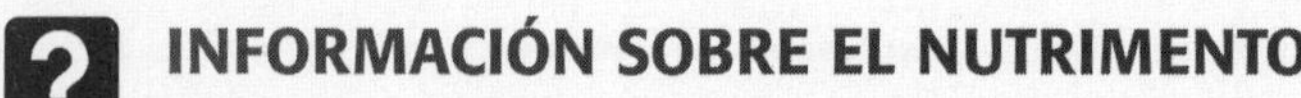

INFORMACIÓN SOBRE EL NUTRIMENTO

- El boro ayuda a reducir la excreción de calcio.
- Puede retardar la pérdida ósea en las mujeres post-menopáusicas.

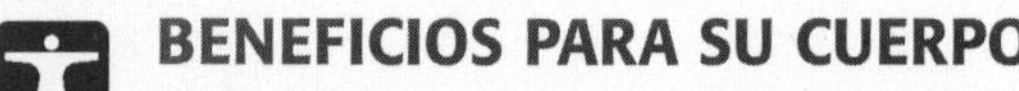

BENEFICIOS PARA SU CUERPO

- Se ha encontrado que es útil en el tratamiento de la osteoartritis.
- Ayuda a prevenir la osteoporosis.
- Es útil durante la menopausia al elevar los niveles de estrógeno en la sangre.
- Promueve huesos, dientes, uñas y cabellos sanos.

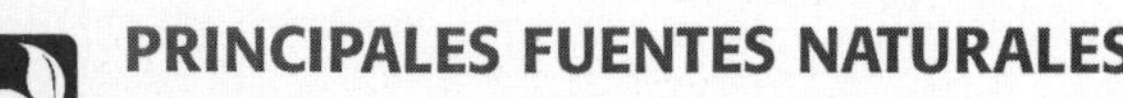

PRINCIPALES FUENTES NATURALES

- Manzanas, uvas, pasas, zanahorias.

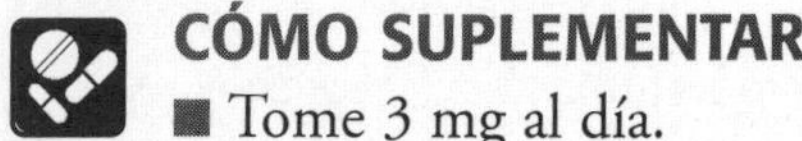

CÓMO SUPLEMENTAR

- Tome 3 mg al día.

PROBLEMAS DE TOXICIDAD

- Son raros.

COMENTARIOS DE LA DOCTORA

- Si usted padece osteoporosis o se encuentra entre las personas de riesgo de esta afección, tomar tres mg diarios de boro le puede ayudar a evitar la pérdida de calcio y magnesio en sus huesos.

Calcio

INFORMACIÓN SOBRE EL NUTRIMENTO

- El calcio es el más abundante de todos los minerales utilizados por el cuerpo y se requiere para mantener huesos y dientes sanos.
- La deficiencia de calcio es la más frecuente de cualquier mineral entre las mujeres estadounidenses; se calcula que el 80 por ciento de ellas presentan deficiencia de calcio.
- El calcio y el magnesio son esenciales para un sistema cardiovascular saludable y un ritmo cardiaco normal.
- Desempeña un importante papel en la regulación de la presión arterial.
- Para asegurar la absorción de calcio, el organismo debe contar con suficiente cantidad de vitamina D.

BENEFICIOS PARA SU CUERPO

- Mantiene huesos fuertes y dientes sanos.
- Ayuda a prevenir la osteoporosis.
- Puede ayudar a prevenir el cáncer de colon.
- Mantiene un ritmo cardíaco regular, así como la salud del sistema cardiovascular.
- Tiene un efecto sedante en el organismo, alivia la ansiedad y evita el insomnio.
- Ayuda a reducir la presión arterial.
- Ayuda a aliviar los calambres en las piernas y espasmos musculares.
- Ayuda a aliviar las jaquecas causadas por la tensión muscular.
- Puede ayudar a aliviar los cólicos menstruales.

PRINCIPALES FUENTES NATURALES

- Leche (desgrasada), quesos, salmón (incluyendo el espinazo), vegetales de hojas verdes (especialmente las berzas y acelgas), tofu, brócoli, yogur (desgrasado).

CÓMO SUPLEMENTAR

- El calcio se expende generalmente en tabletas de 250-500 mg.
- La dosis diaria habitual es de 1.000-1.200 mg diarios. (Algunos médicos recomiendan a las mujeres menopáusicas hasta 1.500 mg diarios.)
- Las mujeres posmenopáusicas necesitan alrededor de 1.500 mg diarios, según han establecido los Institutos Nacionales de la Salud de Estados Unidos.
- No tome más de 2.500 mg diarios.
- Se absorbe mejor cuando se toma con alimentos y en dosis divididas de no más de 500 mg.
- La mejor forma es una tableta de calcio quelatado. El citrato de calcio es la forma que mejor facilita su absorción, y también se recomienda a las personas con historia de cálculos renales.
- El citrato de calcio también está disponible en tabletas efervescentes que se disuelven formando una bebida agradable al gusto, para quienes tienen dificultad en tragar píldoras de gran tamaño.
- El calcio debe tomarse con magnesio en una proporción de dos de calcio por uno de magnesio (2:1).
- La hidroxiapatita es una fuente de calcio que se obtiene de huesos bovinos pulverizados. También es fácilmente absorbible por el organismo y contiene otros minerales como magnesio, flúor y potasio.

EXCESO/DEFICIENCIA

- Una alta ingestión de calcio (más de 2.500 mg diarios) puede causar estreñimiento y cálculos renales.
- La deficiencia de calcio puede conducir a osteoporosis, palpitaciones cardiacas, dolores articulares, insomnio, calambres musculares y deterioro dental.

PROBLEMAS DE TOXICIDAD

- Son raros.

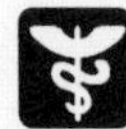

COMENTARIOS DE LA DOCTORA

- Para el insomnio, tome una porción de su suplemento de calcio media hora antes de irse a la cama.
- Si usted consume gran cantidad de bebidas con cafeína o lleva una dieta alta en proteínas, probablemente no está absorbiendo el calcio como debiera, y necesita suplementos.
- No es una buena idea tomar antiácidos como fuente de calcio. Se ha determinado que estos impiden, por el contrario, su absorción.
- Es muy difícil obtener de los alimentos todo el calcio que requerimos, por lo que recomiendo a todos un buen suplemento. Mucho mejor si toma uno que combine calcio y magnesio.
- Los niños y adolescentes que experimentan en sus extremidades dolores debidos al crecimiento deben incrementar su ingestión de calcio para disminuir o eliminar dichos dolores.
- Además de tomar suplementos de calcio, todas las mujeres deben hacer cada semana ejercicios con pesas a fin de prevenir la pérdida de calcio en los huesos y ayudar a formar otros.
- ADVERTENCIA: Se ha determinado que algunos suplementos de calcio están contaminados con plomo. Asegúrese de comprar los suyos a proveedores confiables.

Minerales

Cromo

INFORMACIÓN SOBRE EL NUTRIMENTO

- El cromo ayuda a restaurar en el organismo la tolerancia a la glucosa.
- Funciona conjuntamente con la insulina para ayudar a metabolizar azúcares.
- Es esencial para la producción de energía.

BENEFICIOS PARA SU CUERPO

- Funciona en la prevención o disuasión de la diabetes.
- Ayuda a prevenir caídas repentinas de energía.
- Ayuda a regular los niveles de colesterol.
- Ayuda a eliminar el antojo de azúcar.

PRINCIPALES FUENTES NATURALES

- Germen de trigo, levadura cervecera, pollo, arroz integral.

CÓMO SUPLEMENTAR

- Las formas preferidas son el picolinato y el polinicotinato de cromo.
- La dosis habitual es de 100-200 mcg diarios.

EXCESO/DEFICIENCIA

- La deficiencia puede contribuir a la arterioesclerosis y a la diabetes.

PROBLEMAS DE TOXICIDAD

- Ninguno conocido.

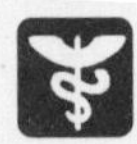

COMENTARIOS DE LA DOCTORA

- Las personas que padecen diabetes y toman cromo deben hacerlo bajo supervisión médica. Su dosis de insulina puede requerir ser reducida debido a que su azúcar en la sangre disminuye de manera natural como efecto de este suplemento.

Cobre

INFORMACIÓN SOBRE EL NUTRIMENTO

- El cobre es necesario para convertir el hierro en hemoglobina.
- Es esencial para la utilización de la vitamina C.
- El cobre se encuentra en cierto número de enzimas que contribuyen a la fabricación del colágeno y son esenciales para la formación de huesos y tejidos conectivos.

BENEFICIOS PARA SU CUERPO

- Ayuda a una absorción efectiva de hierro.
- Ayuda a fortalecer la elastina en los vasos sanguíneos.
- Contribuye a respaldar el sistema inmunológico.
- Ayuda al organismo a eliminar toxinas y sustancias indeseadas.
- Ayuda a mejorar la tolerancia del cuerpo a la glucosa.
- Se ha demostrado que una proporción apropiada de zinc y cobre ayuda a reducir el colesterol.

PRINCIPALES FUENTES NATURALES

- Almendras, brócoli, lentejas, y la mayoría de los mariscos.

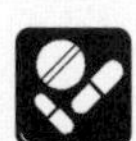

CÓMO SUPLEMENTAR

- Tome 2 mg diarios (esta dosis se encuentra por lo general en la mayoría de las multivitaminas).

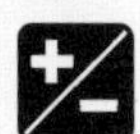

EXCESO/DEFICIENCIA

- La carencia de cobre en el organismo puede conducir a anemia, insomnio, pérdida del cabello, depresión y osteoporosis.
- Niveles inadecuados de cobre se pueden vincular a las enfermedades cardiovasculares.

PROBLEMAS DE TOXICIDAD

- La toxicidad es rara.
- Las dosis elevadas pueden causar vómitos.

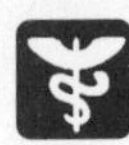

COMENTARIOS DE LA DOCTORA

- Rara vez se necesita suplementación especial si usted come suficientes granos enteros y vegetales de hojas verdes.
- Los niveles de cobre y zinc deben permanecer equilibrados; el exceso de uno produce deficiencia del otro. Una regla general para este equilibrio sería un mg de cobre por cada 10 mg de zinc.
- Cocinar y guardar alimentos ácidos en calderos de cobre ayuda a elevar su ingestión de este mineral.

Yodo

INFORMACIÓN SOBRE EL NUTRIMENTO

- El yodo es vital para la síntesis de la hormona de la tiroides.
- Dos tercios del yodo del organismo se encuentran en la glándula tiroides.
- El yodo se necesita sólo en la proporción de los microelementos.
- Nuestra fuente principal de yodo es la sal yodada.

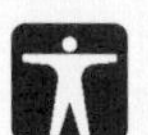

BENEFICIOS PARA SU CUERPO

- Ayuda con la dieta al quemar el exceso de grasa.
- Previene el hipotiroidismo, que resulta en aumento de peso, lentitud mental y fatiga.
- Mantiene niveles saludables de energía.

PRINCIPALES FUENTES NATURALES

- Algas marinas, almejas, ostras y peces de agua salada.

CÓMO SUPLEMENTAR

- El yodo está disponible en los suplementos de multivitaminas y minerales de alta potencia. La dosis diaria habitual es de 150 mcg.

EXCESO/DEFICIENCIA

- Tanto la deficiencia como el exceso de yodo limitan la síntesis de la hormona de la tiroides, provocando hipotiroidismo (deficiencia) o bocio (exceso).

PROBLEMAS DE TOXICIDAD

- Son raros, a menos que se consuman cantidades excesivas de algas marinas o tabletas de sal.

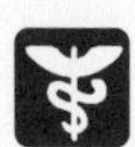

COMENTARIOS DE LA DOCTORA

- Este mineral generalmente no requiere suplementación. Sin embargo, si usted vive tierra adentro, lejos del mar, donde los suelos probablemente no contienen yodo, asegúrese de utilizar en la cocina sal yodada.

Minerales

Hierro

INFORMACIÓN SOBRE EL NUTRIMENTO

- El hierro es necesario para la producción de hemoglobina (corpúsculos rojos de la sangre) y para la oxigenación de los glóbulos rojos.
- La necesidad de hierro de las mujeres es mayor que la de los hombres debido a la sangre que pierden en los flujos menstruales, especialmente en aquellas que experimentan períodos menstruales muy severos.
- Las cantidades excesivas de zinc y vitamina E interfieren con la absorción de hierro, como también un elevado consumo de cafeína.

BENEFICIOS PARA SU CUERPO

- Mantiene saludable el sistema inmunológico.
- Produce energía y previene la fatiga.
- Cura y previene la anemia por deficiencia de hierro.

PRINCIPALES FUENTES NATURALES

- Carne de res, carne de aves, nueces, frijoles, yemas de huevo, ostras, avena, coliflor, arvejas, brócoli, habas limas, espárragos, melaza.

CÓMO SUPLEMENTAR

- La mejor forma suplementaria de hierro es el «quelato ácido», una forma de hierro orgánica que ha sido procesada para su rápida asimilación. En esta forma no causa estreñimiento mi malestar estomacal.
- Los suplementos de hierro vienen en una gran variedad de dosis. Le sugiero consultar a un profesional de la salud antes de tomarlos.
- La dosis diaria recomendada, según el Consejo Nacional de Investigaciones de Estados Unidos, es de 10-15 mg para los adultos.

EXCESO/DEFICIENCIA

- La deficiencia de hierro es la más común de cualquier nutrimento entre los niños.
- La deficiencia de hierro es la causa nutricional más común de la anemia.
- Altos niveles de hierro podrían estar vinculados a las enfermedades cardiovasculares, especialmente en los hombres.

PROBLEMAS DE TOXICIDAD

- Las dosis de hierro apropiadas para adultos pueden ser tóxicas para los niños. Mantenga todos los suplementos ferrosos fuera del alcance de los menores.
- ADVERTENCIA: Si usted padece de siclemia, hemocromatosis o talasemia, debe someterse a un tratamiento médico profesional.

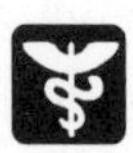

COMENTARIOS DE LA DOCTORA

- Le recomiendo especialmente que obtenga su hierro de los alimentos y fuentes vegetales. Los suplementos de hierro deben tomarse con cuidado y sólo después de consultar con el médico.
- Me opongo a toda suplementación con hierro a menos que sea prescrita por un médico.
- Si alguien cree estar anémico, debe ser diagnosticado por un médico antes de autorrecetarse hierro. Algunas formas de este mineral no son muy absorbibles y pueden tener efectos secundarios tóxicos tales como destrucción de las articulaciones y dolor e inflamación en estas.
- Mantenga sus suplementos ferrosos fuera del alcance de los niños ¡Para ellos pueden ser mortales!
- Si usted está embarazada, consulte con su médico antes de tomar hierro.

Magnesio

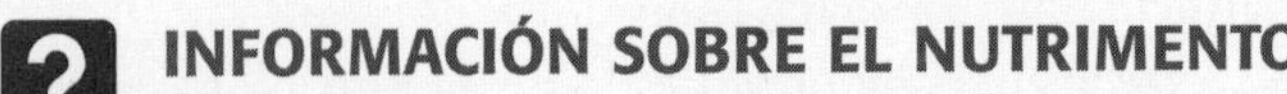

INFORMACIÓN SOBRE EL NUTRIMENTO

- El magnesio es un poderoso antioxidante.
- Es muy importante para las funciones neurológicas.
- Es esencial para la producción de energía en el organismo.
- El magnesio es un mineral importante para ayudar a prevenir la osteoporosis en la mujer.

BENEFICIOS PARA SU CUERPO

- Ayuda al organismo a quemar grasa.
- Normaliza e incrementa los niveles energéticos.
- Ofrece protección contra las enfermedades cardiovasculares y ayuda a prevenir los infartos cardíacos.
- Ayuda a evitar los cálculos renales.
- En conjunto con el calcio puede tener una influencia tranquilizante en el organismo; también puede ayudar con el sueño.
- Puede ayudar a reducir la severidad de los ataques de asma.
- Ayuda a aminorar los síntomas del síndrome premenstrual, incluyendo la sensibilidad en los pechos, la retención de agua y los cambios del estado de ánimo.
- Ayuda a prevenir jaquecas.
- Ayuda a evitar los espasmos musculares y los calambres en las piernas.
- Ayuda a aliviar el dolor en la fibromialgia.

PRINCIPALES FUENTES NATURALES

- Nueces, semillas, tofu, verduras de hojas verde oscuro, higos, bananas.

CÓMO SUPLEMENTAR

- El aspartato y el citrato de magnesio son las formas mejores para una máxima absorción.
- La dosis regular es de 250-400 mg diarios, el límite superior seguro es de 750 mg diarios.

EXCESO/DEFICIENCIA

- Bajos niveles de magnesio pueden causar irregularidades en el corazón, confusión mental, calambres musculares e insomnio.
- Con frecuencia se hallan niveles bajos de magnesio en los diabéticos y en personas que padecen hipertensión arterial.

PROBLEMAS DE TOXICIDAD

- Los enfermos de los riñones pueden no excretar efectivamente el magnesio excedente, que puede volverse tóxico. Consuma sólo las dosis recomendadas.
- Los síntomas de toxicidad incluyen náusea, vómitos, dificultad para respirar y un bajo ritmo cardíaco.

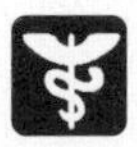

COMENTARIOS DE LA DOCTORA

- Muchas personas de la tercera edad presentan deficiencia de magnesio. Entre otros grupos que necesitan suplementarlo se incluyen aquellos que beben alcohol, las mujeres que utilizan píldoras anticonceptivas y las personas que necesitan diuréticos.
- El magnesio es muy importante para cualquier individuo que corra un riesgo de desarrollar enfermedades cardiovasculares.
- El magnesio funciona mejor con la vitamina A, el calcio, y el fósforo. Por cada 250 mg de magnesio tome 500 mg de calcio: una proporción de 2:1.

Manganeso

INFORMACIÓN SOBRE EL NUTRIMENTO

- El manganeso es un mineral antioxidante.
- Es esencial para la formación de muchas enzimas y hormonas, incluyendo la tiroxina de la glándula tiroides.
- El manganeso ayuda a sostener un metabolismo normal.
- Ayuda a mantener huesos sanos.

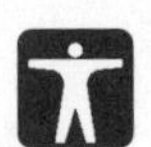

Minerales

BENEFICIOS PARA SU CUERPO

- Ayuda a normalizar los niveles de energía; elimina la fatiga.
- Ayuda a los reflejos musculares; y en el tratamiento del síndrome de túnel del carpo.
- Reduce el nerviosismo y la irritabilidad.
- Ayuda a regular la tolerancia a la glucosa.

PRINCIPALES FUENTES NATURALES

- Granos enteros, aguacate o palta, germen de trigo, nueces, mariscos de concha.

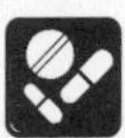

CÓMO SUPLEMENTAR

- La dosis habitual es de 2-5 mg diarios.
- Un límite máximo seguro es 10 mg diarios.

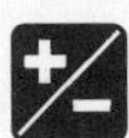

EXCESO/DEFICIENCIA

- Demasiado manganeso puede interferir con la absorción de hierro por el organismo.
- Dosis muy altas causan una pérdida de la función motora similar a los síntomas del mal de Parkinson.

PROBLEMAS DE TOXICIDAD

- La toxicidad es muy rara.

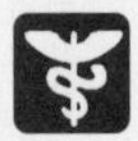

COMENTARIOS DE LA DOCTORA

- El manganeso ayuda a descomponer los carbohidratos y grasas para producir energía, así que si usted sufre de fatiga, verifique que su suplemento multivitamínico contenga manganeso.

Potasio

INFORMACIÓN SOBRE EL NUTRIMENTO

- El potasio es importante para mantener un ritmo cardíaco regular.
- Es esencial para la salud de las células y un sistema nervioso saludable.
- En conjunción con el sodio, asiste en la regulación del equilibrio de agua en el organismo.
- El estrés, las diarreas y un bajo nivel de azúcar pueden causar pérdidas de potasio.

BENEFICIOS PARA SU CUERPO

- Ayuda a enviar oxígeno al cerebro; previene accidentes cerebrovasculares.
- Ayuda en la producción de energía.
- Ayuda a reducir la hipertensión arterial.
- Ayuda a normalizar el ritmo cardiaco.
- Ayuda a prevenir los calambres en las piernas y los espasmos musculares.
- Alivia el dolor de la ciática.

PRINCIPALES FUENTES NATURALES

- Bananas, albaricoques, melón de Castilla, todos los vegetales de hojas verdes, pescado, papa o patata, melaza.

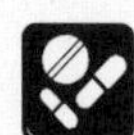

CÓMO SUPLEMENTAR

- Se encuentra en la mayoría de los productos multivitamínicos y multiminerales de calidad.
- Se puede adquirir por separado como gluconato, citrato o cloruro de potasio.
- La dosis habitual es de 2.000-3.500 mg diarios.

EXCESO/DEFICIENCIA

- La deficiencia puede conducir a calambres, fatiga, arritmia cardiaca, retención de sal y edema.
- El exceso puede causar arritmia cardiaca.

PROBLEMAS DE TOXICIDAD

- Es rara, debido que el excedente se excreta con la orina. Sin embargo, las personas con enfermedades de los riñones deben evitar dosis altas.

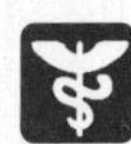

COMENTARIOS DE LA DOCTORA

- Si usted bebe mucho café, alcohol o toma diuréticos, probablemente tiene deficiencia de potasio.
- El estrés incrementa la necesidad de potasio del organismo.
- ADVERTENCIA: Las personas con trastornos renales no deben tomar suplementos de potasio, ya que el potasio excedente debe ser excretado por los riñones.

Selenio

INFORMACIÓN SOBRE EL NUTRIMENTO

- El selenio es un potente antioxidante.
- Ayuda a neutralizar los radicales libres que causan daños a los tejidos y arterias del cuerpo.
- La vitamina E y el selenio son más efectivos cuando se toman juntos que tomados individualmente.
- Los hombres tienen una mayor necesidad de selenio, debido a que lo expulsan con el semen.

BENEFICIOS PARA SU CUERPO

- Puede reducir considerablemente el riesgo de cáncer, especialmente el de pulmón, próstata, colon y de la piel.
- Puede reducir el riesgo de enfermedades cardiovasculares y accidentes cerebrovasculares.
- Evita las pecas del envejecimiento y las de origen hepático.
- Ayuda a combatir las infecciones bacterianas.
- Puede ayudar a elevar el conteo de espermatozoides.

PRINCIPALES FUENTES NATURALES

- Ajo, cebolla, uvas rojas, arroz integral, atún, hígado, brócoli (en dependencia del contenido de selenio del suelo donde sea cultivado).

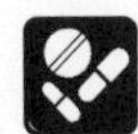

CÓMO SUPLEMENTAR

- Dosis habitual: 100-200 mcg diarios.
- Se puede encontrar a menudo combinado con la vitamina E.

EXCESO/DEFICIENCIA

- Su deficiencia se ha vinculado al cáncer y las enfermedades cardiovasculares.

- Su exceso puede causar gusto a metal y olor a ajo en la boca.

PROBLEMAS DE TOXICIDAD

- Las dosis extremadamente altas pueden ser tóxicas para las funciones del hígado y los riñones, pero esto es muy raro.
- Para evitar toxicidad, no se debe ingerir más de 400 mcg diarios.

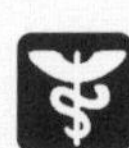

COMENTARIOS DE LA DOCTORA

- Estoy a favor de tomar algún suplemento de selenio, debido a sus poderosas propiedades antioxidantes y anticancerosas. Los niveles de selenio decrecen con la edad en el organismo.
- Gran parte del contenido de minerales de nuestros suelos está agotado, de modo que es probable que usted no esté obteniendo de sus alimentos las dosis adecuadas.
- Cualquier persona de más de 50 años debe añadir selenio a su régimen diario para protegerse contra el agrandamiento y cáncer de la próstata.

Vanadio

INFORMACIÓN SOBRE EL NUTRIMENTO

- El vanadio imita la acción de la insulina en el organismo.
- Es esencial para mantener huesos, dientes, uñas y cabellos sanos.
- El vanadio ayuda a inhibir la acumulación de colesterol en los vasos sanguíneos.
- Desempeña un importante papel en la reproducción.

Minerales

BENEFICIOS PARA SU CUERPO

- Es eficaz en la normalización de los niveles de azúcar en la sangre.
- Ayuda a controlar la diabetes resistente a la insulina y la del tipo II.
- Es posible que estimule el crecimiento muscular, incrementando el tamaño y fortaleza del músculo.
- Ayuda al organismo a eliminar toxinas y otras sustancias dañinas.

PRINCIPALES FUENTES NATURALES

- Todos los pescados, aceitunas, eneldo.

CÓMO SUPLEMENTAR

- Para fortalecer los músculos, la dosis usual es de 10 mg, tomados media hora antes de ejercitarse.
- En estudios recientes, una dosis de 50 mg una o dos veces al día se utilizó eficazmente personas diabéticas.
- ADVERTENCIA: Los diabéticos deben consultar a su médico acerca de su dosis específica.

EXCESO/DEFICIENCIA

- La deficiencia puede conducir a enfermedades renales y problemas reproductivos.

- Algunas personas experimentan diarreas o malestar gastrointestinal cuando toman dosis muy altas.

PROBLEMAS DE TOXICIDAD

- No se conoce ninguno.

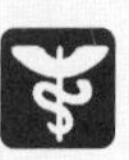

COMENTARIOS DE LA DOCTORA

- La mayoría de las personas no necesitan suplementos de vanadio.
- Aunque los médicos que prescriben terapias de medicina alternativa utilizan el vanadio en el tratamiento de la diabetes, no le recomiendo que se automedique si padece diabetes o hipoglicemia. Una dosis inadecuada de vanadio podría hacer caer demasiado rápido los niveles de azúcar en la sangre, por lo cual la supervisión es imperativa. Por favor, consulte con su médico.

Zinc

INFORMACIÓN SOBRE EL NUTRIMENTO

- El zinc se requiere para la síntesis de proteínas así como para la formación de colágeno.
- Es importante para la utilización de la vitamina A por la piel.
- Contribuye a la salud macular de los ojos.
- El zinc ayuda a controlar la inflamación.
- Ayuda a las glándulas suprarrenales a fabricar hormonas.
- Podría desempeñar una función en el mantenimiento de la energía sexual.
- Es importante para la función de la glándula prostática.

BENEFICIOS PARA SU CUERPO

- El zinc promueve un sistema inmunológico saludable.
- Ayuda en el tratamiento del acné y las infecciones de la piel.
- Las tabletas de zinc pueden aliviar la irritación de la garganta.
- Puede reducir los síntomas de degeneración macular en los ojos.
- Puede ayudar con el tinnitus (campanilleo en los oídos).
- Promueve la cicatrización de heridas.
- Mantiene la próstata saludable.
- Ayuda a una producción normal de esperma.
- Ayuda en el tratamiento de trastornos mentales.

PRINCIPALES FUENTES NATURALES

- Hígado, huevos, mariscos, germen de trigo, semillas de calabaza, habas limas.

CÓMO SUPLEMENTAR

- El zinc se encuentra disponible en la mayoría de los suplementos multivitamínicos/multiminerales.
- La dosis habitual es de 15-45 mg diarios.
- Debe mantenerse una proporción adecuada de zinc y cobre. La relación recomendada es de 3 mg de cobre por 45 mg de zinc.

EXCESO/DEFICIENCIA

- La deficiencia de zinc puede provocar una hipertrofia benigna de la próstata, pérdida del gusto y el olfato, y manchas blancas en las uñas de las manos.
- El exceso de zinc puede producir un desequilibrio de zinc y cobre.

PROBLEMAS DE TOXICIDAD

- No tome más de 45 mg diarios. Dosis más altas (hasta 100 mg diarios) pueden resultar en supresión del sistema inmunológico y un alto riesgo de infecciones.

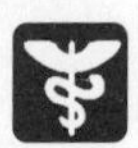

COMENTARIOS DE LA DOCTORA

- Algunos estudios realizados en Estados Unidos y Europa han demostrado que los pacientes del mal de Alzheimer pueden experimentar mejorías después de tomar suplementos de zinc. Exhorto a las personas mayores a que se aseguren de ingerir suficiente zinc a fin de evitar el deterioro mental o la demencia.
- Tomar a diario entre 1/4 o 1/2 taza de semillas de calabaza crudas puede ayudar a prevenir el agrandamiento y las infecciones de la próstata.
- En forma líquida, el zinc puede curar la anorexia. Para más detalles consulte con su médico.

Aminoácidos

Los aminoácidos son los bloques de construcción que conforman las proteínas. Como estas son el segundo mayor componente de todo el peso de nuestro cuerpo, es en extremo importante para mantener una salud óptima que contemos con una ingestión suficiente de proteínas. Las proteínas son una necesaria parte de todas las células del organismo.

Las cadenas de aminoácidos enlazadas entre sí constituyen las proteínas, las cuales conforman diferentes tipos de tejidos con funciones y características específicas. Las proteínas que ingerimos deben ser descompuestas por el organismo como aminoácidos a fin de que puedan ser utilizadas para mantener cuerpos sanos.

Las vitaminas y minerales tampoco pueden realizar su función de manera efectiva sin la ayuda de aminoácidos específicos. Basta con que falte un aminoácido esencial para que el organismo no pueda aprovechar adecuadamente las proteínas.

No es sensato ingerir cantidades excesivas de proteína a fin de proporcionar al cuerpo más aminoácidos. Además, factores relacionados con el estilo de vida, tales como el estrés y los traumas, pueden contribuir a una deficiencia de los aminoácidos que obtenemos de la dieta. Asimismo, si usted prefiere una dieta vegetariana, puede asegurarse de cubrir sus necesidades de proteínas si toma una fórmula que contenga todos los aminoácidos esenciales.

Creatina

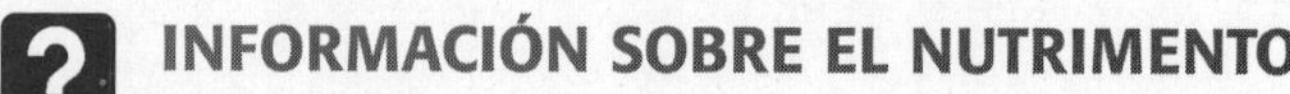

INFORMACIÓN SOBRE EL NUTRIMENTO

- La creatina se halla en el organismo en forma natural, y es producida por una combinación de tres aminoácidos: arginina, glicina y metionina.
- La creatina ayuda al organismo a producir combustible para la actividad celular.
- Es utilizada principalmente por atletas y constructivistas a fin de incrementar la fuerza, la estamina y la masa muscular.
- La creatina se concentra en los músculos esqueléticos del cuerpo y provee la energía que estos necesitan para moverse.
- Los vegetarianos tienen niveles más bajos de creatina que quienes comen carne.

BENEFICIOS PARA SU CUERPO

- Ayuda a ganar fuerza muscular.
- Construye una masa muscular magra.
- Refuerza la energía.
- Ayuda a reducir la grasa corporal.
- Puede ayudar a disminuir el colesterol total y los triglicéridos.

PRINCIPALES FUENTES NATURALES

- Atún, salmón, carne de res, carne de cerdo, bacalao.

CÓMO SUPLEMENTAR

- La creatina está disponible en cápsulas o en forma de polvo para mezclar con agua o jugo.
- La suplementación se divide generalmente en dos fases: la de carga, que dura de cinco a siete días, y la de mantenimiento que continúa por un período más largo.

- Las dosis se basan en el peso corporal; con el suplemento se incluyen generalmente tablas.
- La dosis habitual es de 12-20 gramos diarios para la fase de carga, y de 4-12 gramos diarios para la de mantenimiento.

EXCESO/DEFICIENCIA

- No se han reportado efectos secundarios con las dosis sugeridas.
- El exceso puede causar diarreas o náuseas.

PROBLEMAS DE TOXICIDAD

- No se conoce ninguno.

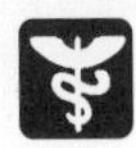

COMENTARIOS DE LA DOCTORA

- Si usted tiene problemas médicos, especialmente trastornos renales, consulte con su médico antes de tomar creatina.
- Algunos estudios han mostrado que 3 gramos de creatina diarios durante 28 días, en lugar de las dosis de carga y mantenimiento que utilizan los atletas y constructivistas, pueden ser efectivos para las personas mayores de edad a fin de incrementar la fuerza y la masa muscular.

Glutationa

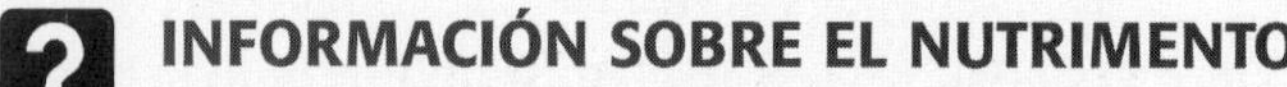

INFORMACIÓN SOBRE EL NUTRIMENTO

- La glutationa es uno de los principales y más importantes antioxidantes del organismo contra los dañinos efectos de los radicales libres.
- Convierte metales pesados y toxinas liposolubles en desechos hidrosolubles que los riñones pueden excretar.
- La glutationa es esencial para la desintoxicación del hígado.
- Se encuentra virtualmente en todas las células del organismo así como en el líquido que rodea la lente del ojo.

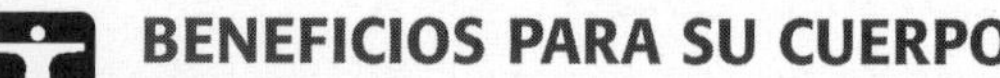

BENEFICIOS PARA SU CUERPO

- Refuerza el sistema inmunológico.
- Mejora la función del cerebro.
- Puede ofrecer protección contra el mal de Alzheimer.
- Se cree que reporta importantes beneficios contra el envejecimiento.
- Puede moderar el avance de la artritis.
- Protege los ojos contra las enfermedades.

PRINCIPALES FUENTES NATURALES

- Para ayudar al organismo a producir glutationa se necesita comer alimentos que contengan azufre, como los huevos, el ajo y las cebollas.

CÓMO SUPLEMENTAR

- La dosis habitual es de 50-100 mg una o dos veces por día.

EXCESO/DEFICIENCIA

- Parece ser segura en dosis altas.

PROBLEMAS DE TOXICIDAD

- No se conoce ninguno.

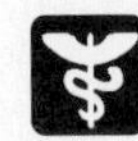

COMENTARIOS DE LA DOCTORA

- La glutationa es esencial en dos áreas importantes de la salud: el hígado y los ojos.
- Los estudios han indicado bajos niveles de glutationa en personas enfermas.
- Las personas de la tercera edad que gozan de buena salud tienen niveles muy altos de glutationa.
- Los siguientes tres suplementos ayudan al organismo a producir glutationa:

    - Ácido alfalipoico (p. 82)
    - N-acetilcisteína (NAC) (p. 75)
    - Cardo lechero (p. 128)

L-Arginina

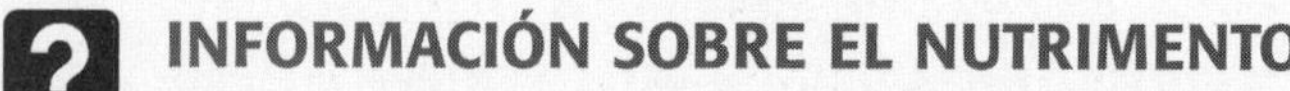

INFORMACIÓN SOBRE EL NUTRIMENTO

- La L-arginina es un aminoácido necesario para liberar la hormona del crecimiento en la glándula pituitaria.
- Participa en la producción de óxido nítrico, el cual ayuda a la erección masculina.
- La L-arginina también desempeña un papel en la salud de los sistemas cardiovascular e inmunológico, así como en la presión sanguínea.

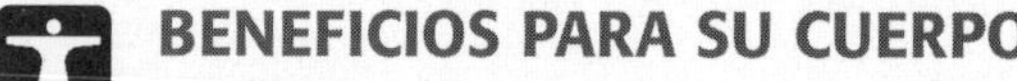

BENEFICIOS PARA SU CUERPO

- Ayuda a estimular la producción de la hormona del crecimiento.
- Es un vasodilatador, por lo cual ayuda a reducir la tensión arterial.
- Ayuda a incrementar el flujo sanguíneo hacia el pene.
- Ayuda al hombre a tener erecciones más firmes.
- Ayuda a incrementar el conteo de espermatozoides.
- Puede ayudar al organismo a combatir el cáncer y otros tumores.
- Promueve la curación de heridas.
- Promueve la alerta mental y física.
- Refuerza la respuesta inmunológica al estimular a las células T, guardianes naturales del organismo contra los virus y bacterias.
- Ayuda al cuerpo a eliminar grasa y a construir y tonificar los músculos.
- Protege contra las enfermedades cardiovasculares al evitar la formación de placa.

PRINCIPALES FUENTES NATURALES

- Chocolate, nueces, semillas de girasol y ajonjolí, pasas, soya, alimentos ricos en proteínas.

CÓMO SUPLEMENTAR

- La dosis regular es de 1 gramo, tres veces al día.
- Debe tomarse con el estómago vacío.
- También se vende en forma de polvo para mezclar con agua.
- Para tonificar los músculos, tome 2 gramos una hora antes de ejercitarse.
- Para mejorar la función sexual, tome 3 gramos antes de la actividad sexual.

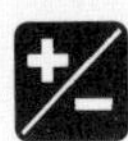

EXCESO/DEFICIENCIA

- La deficiencia puede resultar en un bajo conteo de espermatozoides.
- El exceso puede causar brotes de herpes en quienes tienen este virus.

PROBLEMAS DE TOXICIDAD

- Las dosis extremadamente altas pueden causar deformidades de los huesos.

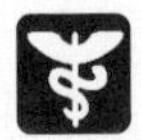

COMENTARIOS DE LA DOCTORA

- Este suplemento parece muy promisorio para tratar la disfunción eréctil. Informes anecdóticos sobre su efectividad aparecen con frecuencia en la literatura médica.
- No recomiendo dar L-arginina a los niños durante el crecimiento, debido al efecto adverso que puede tener sobre sus huesos.

L-Carnitina

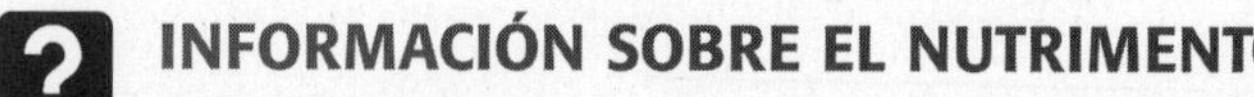

INFORMACIÓN SOBRE EL NUTRIMENTO

- La L-carnitina es esencial para un metabolismo normal de grasas en energía; ayuda a convertir los ácidos grasos en energía.
- Las personas con enfermedades del corazón suelen presentar deficiencias de este importante nutrimento.

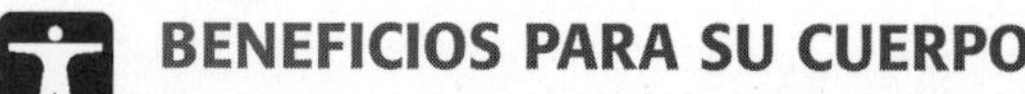

BENEFICIOS PARA SU CUERPO

- Incrementa el metabolismo de las grasas.
- Mejora las anginas de pecho.
- Reduce los niveles del colesterol malo (LDL) y eleva los del colesterol bueno (HDL).
- Puede mejorar la estamina física durante sesiones de ejercicios, así como el rendimiento atlético.
- Puede mejorar la memoria en las personas mayores de edad.
- Según estudios europeos, puede retardar el avance del mal de Alzheimer.

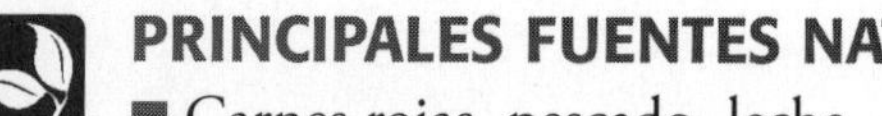

PRINCIPALES FUENTES NATURALES

- Carnes rojas, pescado, leche.
- El tempeh de soya resulta una fuente idónea para los vegetarianos.

CÓMO SUPLEMENTAR

- La dosis regular es de 500 mg, dos veces al día.
- Tomar media hora antes o dos horas después de comer.

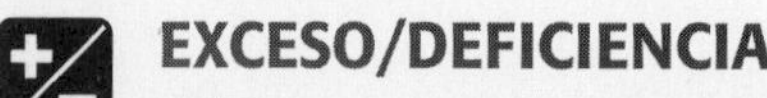

EXCESO/DEFICIENCIA

- Un exceso extremo puede motivar al organismo a despedir olor a «pescado»; esto puede corregirse reduciendo la dosis.

PROBLEMAS DE TOXICIDAD

- La toxicidad es rara.
- ADVERTENCIA: Si usted padece alguna afección cardiaca, consulte con su médico antes de incorporar a su régimen este suplemento.

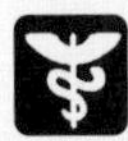

COMENTARIOS DE LA DOCTORA

- Se trata de un suplemento caro, pero si usted padece de angina o niveles altos de colesterol vale la pena que lo tome.
- Use las formas L-carnitina o acetil-carnitina en lugar de la D-carnitina. Según estudios, esta última puede causar toxicidad.

L-Glutamina

INFORMACIÓN SOBRE EL NUTRIMENTO

- La L-glutamina es convertida por el organismo en ácido glutámico, un nutrimento vital del cerebro.
- La L-glutamina es un componente de la glutationa, el aminoácido más importante del cuerpo humano. Si usted tiene un bajo nivel de L-glutamina, probablemente presente también una deficiencia de glutationa.
- Es un agente natural para liberar la hormona del crecimiento.

BENEFICIOS PARA SU CUERPO.

- Mejora la memoria y la claridad mental.
- Combate la fatiga.
- Ayuda a eliminar los antojos de alcohol y azúcar.
- Previene la degeneración muscular, especialmente en las personas de la tercera edad o que padecen enfermedades crónicas.
- Ayuda a fortalecer el sistema inmunológico.
- Ayuda al cuerpo a eliminar grasa y mantener los músculos.

PRINCIPALES FUENTES NATURALES

- Alimentos ricos en proteínas como pollo, atún, pavo, pescado y claras de huevo.

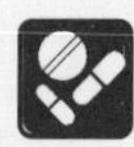

CÓMO SUPLEMENTAR

- La dosis regular es de 2 a 10 gramos diarios.
- Los constructivistas suelen tomar de 5 a 20 gramos diarios para incrementar la masa muscular y quemar grasa.

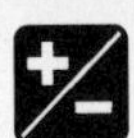

EXCESO/DEFICIENCIA

- No se debe dar a los niños de forma regular, pues es un estimulante cerebral. El exceso puede causar una sensación de hiperestimulacióm.

PROBLEMAS DE TOXICIDAD

- Algunas personas pueden ser alérgicas a dosis demasiado altas.

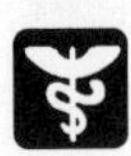

COMENTARIOS DE LA DOCTORA

- La L-glutamina es esencial para la salud del cerebro y un sistema inmunológico resistente. Muchos de los nacidos después de la posguerra carecen de aminoácidos suficientes debido a que han eliminado la ingestión de proteínas como resultado de constantes dietas. Si usted ha eliminado de la suya la carne de res y la de cerdo, procure añadir proteínas de otras fuentes o intente tomar suplementos de aminoácidos.

L-Fenilalanina

INFORMACIÓN SOBRE EL NUTRIMENTO

- La L-fenilalanina se necesita para liberar la hormona del crecimiento en la glándula pituitaria.
- Sin fenilalanina el cerebro no puede liberar los antidepresivos naturales dopamina y norepinefrina.

BENEFICIOS PARA SU CUERPO

- Actúa como supresor natural del apetito.
- Puede mejorar significativamente el estado de ánimo y servir como antidepresivo.
- Incrementa el interés sexual.
- Promueve un estado de alerta.
- Mejora la memoria.
- Según reportan ensayos clínicos puede aliviar las jaquecas migrañosas.
- Puede utilizarse para tratar el mal de Parkinson, debido a que incrementa los niveles de dopamina.

PRINCIPALES FUENTES NATURALES

- Cuajada, almendras, productos de soya, semillas de calabaza y de ajonjolí.

CÓMO SUPLEMENTAR

- Para suprimir el apetito tome 250-500 mg una hora antes de las comidas.
- Para obtener energía, tome entre comidas 250-500 mg.

EXCESO/DEFICIENCIA

- La deficiencia puede contribuir a la depresión.

PROBLEMAS DE TOXICIDAD

- No tome fenilalanina si padece hipertensión arterial.

- No la tome si utiliza un inhibidor de monoaminooxidasa (MAO) u otro antidepresivo.
- Tampoco la tome si padece melanoma o está embarazada.

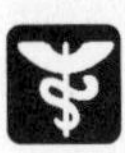

COMENTARIOS DE LA DOCTORA

- Existe otra forma de este aminoácido llamada DL-fenilalanina o DLPA. Esta es una combinación de la D-fenilalanina (sintética) y la L-fenilalanina (forma natural). En algunos estudios dicha forma ha resultado altamente efectiva como analgésico, ofreciendo alivio a dolores crónicos e incrementando el nivel natural de endorfina en el organismo. No es adictiva.

L-Tirosina

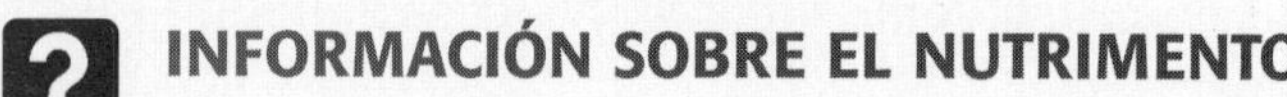

INFORMACIÓN SOBRE EL NUTRIMENTO

- La L-tirosina incrementa el ritmo de producción por el cerebro de los antidepresivos naturales dopamina y norepinefrina.
- Algunos medicamentos para la depresión regulados funcionan incrementando los niveles de L-tirosina en el cerebro.
- Se ha descubierto que la L-tirosina es muy efectiva para ayudar a dejar la droga a los adictos a la cocaína.
- Es esencial para una producción normal de la hormona de la tiroides.

BENEFICIOS PARA SU CUERPO

- Trata la depresión efectivamente y sin efectos secundarios.
- Mejora el estado de ánimo y la función mental.
- Mejora el impulso sexual, incrementando los niveles de dopamina.
- Suprime el apetito.
- Ayuda a incrementar el crecimiento muscular y a reducir la grasa corporal.
- Ayuda a contrarrestar los efectos del estrés sobre el organismo.
- Puede ayudar a iniciar la liberación de la hormona del crecimiento en la glándula pituitaria.

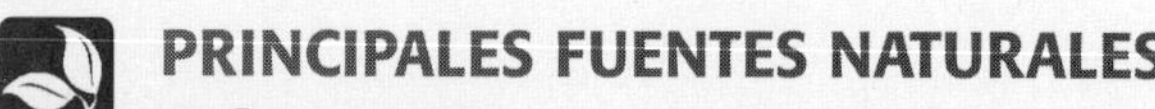

PRINCIPALES FUENTES NATURALES

- Carne, trigo.

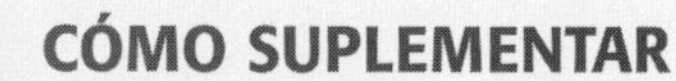

CÓMO SUPLEMENTAR

- 1.000 mg dos veces al día, media hora antes de las comidas.

EXCESO/DEFICIENCIA

- El exceso puede causar una sensación de hiperestimulación.

PROBLEMAS DE TOXICIDAD

- No utilice la L-tirosina si padece hipertensión arterial, melanoma, toma un inhibidor de la MAO u otros antidepresivos.

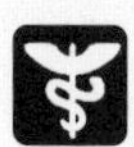

COMENTARIOS DE LA DOCTORA

- Si está tomando antidepresivos, le aconsejo que consulte con su médico si podría tomar durante un período de prueba L-tirosina, un antidepresivo natural, en lugar de el otro medicamento.

Lisina

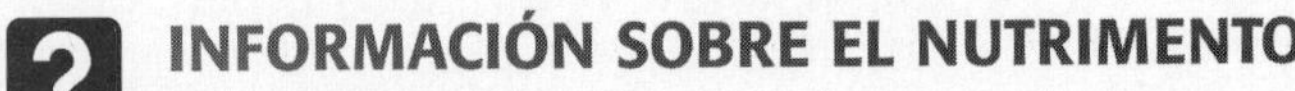

INFORMACIÓN SOBRE EL NUTRIMENTO

- La lisina es un aminoácido esencial que no es fabricado por el organismo; se puede obtener mediante dieta o suplementación.
- Ayuda en la formación de anticuerpos y enzimas.
- La lisina asiste en la formación de colágeno.
- Ayuda al cuerpo a aprovechar de forma eficiente el calcio.

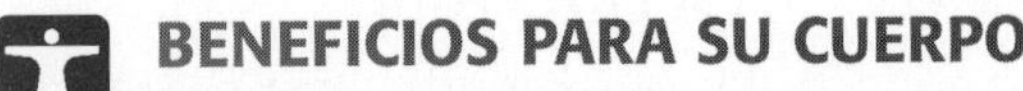

BENEFICIOS PARA SU CUERPO

- Puede reducir los síntomas del herpes y evitar su recurrencia.
- Ayuda en el tratamiento de las llagas.
- Promueve huesos sanos, por lo cual puede ayudar a prevenir la osteoporosis.
- Ayuda a mantener la piel sana y firme.

PRINCIPALES FUENTES NATURALES

- Carne de res, pescado, leche, queso.

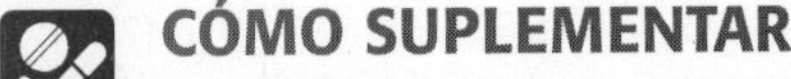

CÓMO SUPLEMENTAR

- La dosis regular es de 500-1.000 mg diarios (media hora antes de las comidas).

EXCESO/DEFICIENCIA

- La deficiencia de lisina puede resultar en pérdida del cabello, anemia y fatiga.
- Los vegetarianos pueden ser propensos a una deficiencia de lisina.

PROBLEMAS DE TOXICIDAD

- Ninguno conocido.

COMENTARIOS DE LA DOCTORA

- Algunos investigadores creen que la L-arginina (p. 64) desencadena brotes de herpes. Si usted está ingiriéndola, puede contrarrestar este efecto negativo tomando 500 mg de lisina diarios.

N-Acetilcisteína
(NAC)

INFORMACIÓN SOBRE EL NUTRIMENTO

- La N-acetilcisteína (NAC) es un aminoácido que contiene azufre y es precursor de la glutationa, un poderoso antioxidante natural que ayuda a reducir en la sangre los radicales libres.
- Es útil para descomponer el mucus de los pulmones y en los senos faciales.
- Pueda ayudar a proteger al cuerpo de la toxicidad de los metales pesados.

BENEFICIOS PARA SU CUERPO

- Repara el daño infligido por el humo o el hábito de fumar al organismo y a los pulmones.
- Previene las enfermedades respiratorias (bronquitis, asma, enfisema).
- Fortalece la función inmunológica.
- Puede ayudar a curar las infecciones del oído.
- Promueve la curación de las infecciones en los senos faciales.

CÓMO SUPLEMENTAR

- La dosis regular es de 500 mg, de una a tres veces al día.

PROBLEMAS DE TOXICIDAD

- No la use si tiene historia de úlceras o de gastroenteritis.

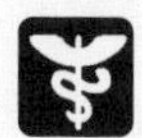

COMENTARIOS DE LA DOCTORA

- Conozco algunos practicantes médicos que recomiendan NAC para el tratamiento de los síntomas de la gripe, debido a que ayuda a desintoxicar el organismo y apoya al sistema inmunológico.

Taurina

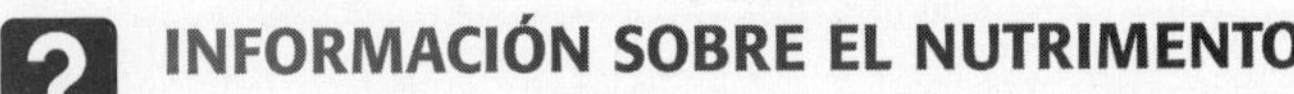

INFORMACIÓN SOBRE EL NUTRIMENTO

- La taurina es el bloque de construcción primario de otros aminoácidos.
- Su cuerpo es capaz de sintetizar la taurina por sí mismo.
- Se necesita para el tejido cardiaco, los glóbulos blancos, los músculos esqueléticos y el sistema nervioso central.

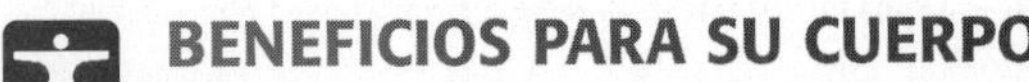

BENEFICIOS PARA SU CUERPO

- Fortalece la función y el músculo cardíacos.
- Puede ayudar a prevenir fallos del corazón en personas con enfermedades cardiovasculares.
- Ayuda a evitar la degeneración macular.
- Ayuda en el tratamiento de la ansiedad, la epilepsia y la hiperactividad.

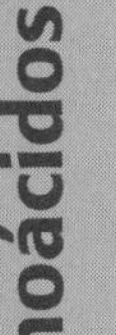

PRINCIPALES FUENTES NATURALES

- Carne de res, productos lácteos, huevos, pescado.

CÓMO SUPLEMENTAR

- La taurina está disponible en cápsulas de 500 mg.
- Tome tabletas de 500 mg dos o tres veces al día, media hora antes de las comidas.

EXCESO/DEFICIENCIA

- Entre los vegetarianos son mayores las probabilidades de bajos niveles de taurina.

PROBLEMAS DE TOXICIDAD

- Es rara.

COMENTARIOS DE LA DOCTORA

- Aunque muchos médicos naturistas recetan taurina como tratamiento para las enfermedades cardiovasculares, quiero recordarle que si tiene alguna dolencia cardiaca no debe automedicarse. Por favor, consulte con su médico sobre el uso de este suplemento.

Otros suplementos naturales

En esta sección le presento una buena cantidad de suplementos naturales apropiados para tratar dolencias específicas. Estos interesantes suplementos nutricionales son también útiles para prevenir las condiciones que propician las enfermedades. Se dedica a cada uno una breve explicación, incluyendo una enumeración de los beneficios para su organismo, a fin de que usted pueda entender mejor por qué debe agregarlos a su régimen nutricional.

He tratado de hacer de la sencillez una norma, para ayudarle a escoger con sensatez los suplementos más importantes que usted y sus seres queridos deberían tomar a fin de mantener una salud óptima. Con estas herramientas de referencia, usted podrá tomar decisiones inteligentes en cuanto a cómo mejorar su salud y evitar enfermedades futuras.

Acidófilo/Probióticos

INFORMACIÓN SOBRE EL NUTRIMENTO

- Probiótico quiere decir «que favorece la vida». Es un término utilizado para describir bacterias beneficiosas que habitan normalmente en el intestino delgado y en el grueso.
- Los probióticos fortalecen las defensas del organismo contra las enfermedades, adhiriéndose a las paredes del colon para ayudar a establecer un equilibrio saludable de bacterias.
- Existen dos categorías de probióticos: los lactobacillus acidophilus y los bifidobacterium bifidum.

BENEFICIOS PARA SU CUERPO

- Ayudan en la digestión y absorción de nutrimentos.
- Protegen al organismo de infecciones, hongos y parásitos dañinos.
- Evitan la recurrencia de las infecciones vaginales (candida albicans).
- Inhiben el desarrollo de la salmonella y la E-coli.
- Previenen y tratan las infecciones del tracto urinario.
- Tienen propiedades anticancerosas.
- Apoyan al sistema inmunológico.
- Son útiles en el tratamiento de trastornos intestinales y digestivos, incluyendo la diarrea, la flatulencia y la halitosis.
- Ayudan a prevenir las alergias alimentarias.

PRINCIPALES FUENTES NATURALES

- Yogur hecho con cultivos vivos y activos.
- Nota: Si es alérgico a la leche de vaca, consiga yogur de soya o de leche de cabra.

CÓMO SUPLEMENTAR

- Dosis regular: Tres cápsulas diarias (que contengan al menos mil millones de organismos por cápsula) tomadas con un vaso de agua grande.
- También se venden como líquidos y polvos, los cuales son generalmente más potentes y deben ser refrigerados.
- Pueden causar una sensación de aventazón al principio, pero esto es normal y se supera.

EXCESO/DEFICIENCIA

- La deficiencia puede conducir a estreñimiento o problemas de eliminación de desechos.

PROBLEMAS DE TOXICIDAD

- No se conoce ninguno.

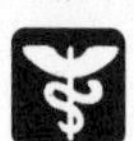

COMENTARIOS DE LA DOCTORA

- Si tiene que usar un antibiótico, es muy importante que tome probióticos mientras esté tomando el fármaco prescrito y durante dos o tres semanas después del tratamiento con antibióticos. Esto se debe a que los antibióticos no diferencian entre las bacterias beneficiosas y las dañinas, y matan tanto a buenas como a malas.
- Sin el concurso de las bacterias beneficiosas que nos protegen, nuestros organismos son susceptibles de ser atacados por muchos agentes patógenos que pueden comprometer severamente el sistema inmunológico.

Aloe vera

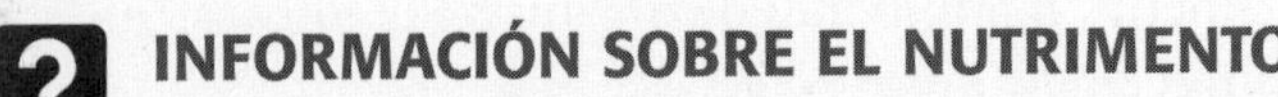

INFORMACIÓN SOBRE EL NUTRIMENTO

- El aloe vera o sábila podría ser la más curativa de las plantas medicinales.
- La hoja del aloe vera contiene un noventa y seis por ciento de agua, pero en el otro cuatro por ciento se encuentran setenta y cinco sustancias de probado poder curativo, incluyendo aminoácidos, vitaminas, minerales y enzimas.
- El aloe vera también tiene propiedades antibacterianas y antivirales.
- El gel de aloe vera es asimismo un anestésico suave.

BENEFICIOS PARA SU CUERPO

- Ayuda en la curación de problemas intestinales, incluyendo diarrea, estreñimiento, úlceras y colitis.
- Estimula poderosamente el sistema inmunológico, incluyendo a las células guerreras T4, guardianes naturales del organismo contra las bacterias y virus.
- En los diabéticos, reduce el azúcar en la sangre debido al ayuno.
- Reduce la inflamación de la artritis.
- Estimula la respuesta inmune contra el cáncer.
- Reduce el colesterol y los triglicéridos.
- Puede proteger la piel del daño de las radiaciones si se aplica en forma tópica.
- Puede tener un efecto positivo en el tratamiento del virus VIH.
- Puede ayudar a reparar el ADN.
- Ayuda a reducir los síntomas de la soriasis.
- Acelera la curación de las heridas.
- Alivia las quemaduras.
- Dilata los capilares, incrementa la circulación.
- Es un limpiador natural del colon.

PRINCIPALES FUENTES NATURALES

- Hoja fresca o jugo de la planta aloe vera.

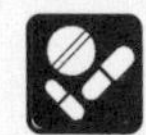

CÓMO SUPLEMENTAR

- Dosis regular, en forma de cápsulas: 500-1.000 mg diarios.
- Dosis regular, en forma líquida: 2-6 mg diarios (en dependencia del estado de salud).

PROBLEMAS DE TOXICIDAD

- No se conoce ninguno.
- Es seguro aun en dosis altas.

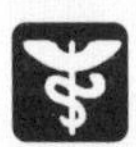

COMENTARIOS DE LA DOCTORA

- Los testimonios que he recibido de pacientes respecto a las propiedades curativas del aloe vera son asombrosos. ¡Todavía me sorprende cuántas cosas puede lograr esta sencilla planta!
- Cuando busque aloe vera en forma líquida asegúrese de que haya sido exprimida en frío, pues el calor puede descomponer las largas cadenas de sacáridos que se cree contribuyen a la curación.
- ADVERTENCIA: En el mercado existen muchos productos a base de aloe vera que en realidad contienen muy poco de la planta, o que podrían contener sólo «extractos de aloe». Asegúrese de que el aloe vera encabece como ingrediente primario la lista de ingredientes de su producto, o de que en esta se garantice que un noventa y cinco por ciento es aloe vera puro.

Ácido alfalipoico

INFORMACIÓN SOBRE EL NUTRIMENTO

- El ácido alfalipoico es un antioxidante clave que refuerza el poder de otros antioxidantes, especialmente el de las vitaminas C y E.
- También eleva los niveles de glutationa en el organismo.
- Es el único antioxidante a la vez hidrosoluble y liposoluble, así que protege todas las áreas del cuerpo.
- Ayuda a proteger las membranas celulares.
- Tiene un efecto similar al de la insulina sobre el organismo.

BENEFICIOS PARA SU CUERPO

- Es útil en el tratamiento de la diabetes, al asistir en la normalización del nivel de azúcar en la sangre.
- Ayuda en el tratamiento del glaucoma.
- Ayuda en el tratamiento de la neuropatía periférica diabética.
- Puede prevenir las cataratas.
- Puede ayudar a mejorar la memoria.
- Ayuda a mejorar la proporción de colesterol bueno y malo (HDL y LDL).
- Protege contra el cáncer y las enfermedades cardiovasculares.
- Es útil para las personas que padecen asma crónica.
- Ayuda a desintoxicar el hígado y a respaldar su función.

PRINCIPALES FUENTES NATURALES

- Carnes rojas, levadura, patatas.

CÓMO SUPLEMENTAR

- La dosis regular es de 200- 600 mg diarios.
- Es difícil obtener suficiente a través de la dieta.

PROBLEMAS DE TOXICIDAD

- No se conoce ninguno.

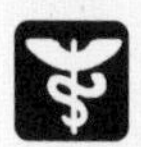

COMENTARIOS DE LA DOCTORA

- Cada vez son más los estudios que están confirmando el valor de este poderoso suplemento antioxidante.
- Este nutrimento se ha recomendado a cualquiera que tenga riesgo de cataratas o glaucoma (tomar también luteína y arándanos).
- El ácido alfalipoico también puede ayudar a reducir los altos niveles de azúcar en la sangre de la diabetes, así como los daños a los nervios causados por esta dolencia.
- Hasta que se completen otros estudios, no debe usarse durante el embarazo.

Androstenediona

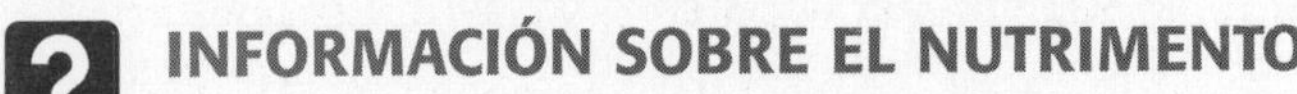

INFORMACIÓN SOBRE EL NUTRIMENTO

- La androstenediona es un metabolito del DHEA, una hormona que se encuentra de forma natural en el cuerpo humano.
- Se cree que la androstenediona es un refuerzo de la testosterona, y se puede adquirir sin receta médica.
- Ha recibido mucha publicidad debido a que la usan muchos atletas destacados.

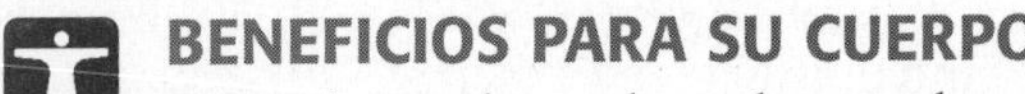

BENEFICIOS PARA SU CUERPO

- Puede ayudar a elevar los niveles de testosterona.

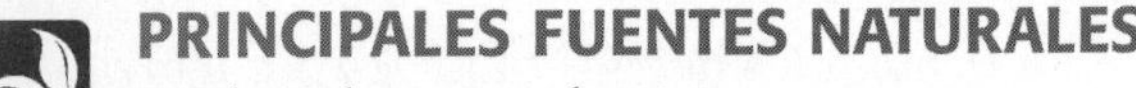

PRINCIPALES FUENTES NATURALES

- El suplemento dietético.

CÓMO SUPLEMENTAR

- La dosis regular para los hombres es de 100 mg dos veces al día.
- La dosis regular para las mujeres es de 50 mg diarios.
- Se recomienda utilizar los suplementos de androstenediona conforme al siguiente ciclo: tomarlos durante tres a cuatro semanas, y luego descansar tres semanas.

EXCESO/DEFICIENCIA

- En las mujeres el exceso puede resultar en crecimiento de vellos faciales y acné.

PROBLEMAS DE TOXICIDAD

- No se ha reportado ninguno.

COMENTARIOS DE LA DOCTORA

- No use este ni ningún otro producto para elevar la testosterona si tiene una historia de trastornos prostáticos.

- La androstenediona puede aumentar a niveles indeseados el estrógeno en las mujeres, por lo cual aquellas que deseen elevar sus niveles de testosterona harían mejor en considerar la 4-androstenediona (4-ADIOL), que no se convierte en estrógeno.
- ADVERTENCIA: No le aconsejo utilizar este suplemento sin consultar antes a su médico, pues la literatura médica no contiene suficientes estudios a largo plazo.

Avena sativa

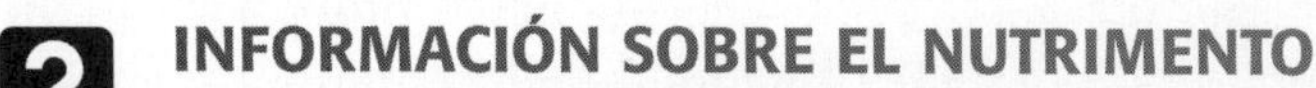

INFORMACIÓN SOBRE EL NUTRIMENTO

- La avena sativa se deriva de las hojas verdes de la avena silvestre.
- Los investigadores creen que eleva gradualmente el nivel de testosterona en los hombres.

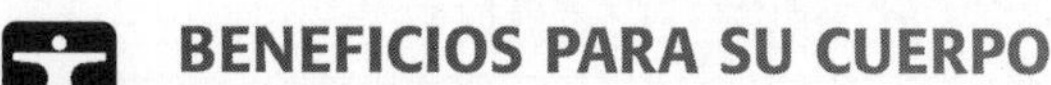

BENEFICIOS PARA SU CUERPO

- Incrementa la libido (mayor interés en las relaciones sexuales).
- Mejora la potencia sexual.
- Promueve orgasmos más vigorosos.
- Puede ayudar a reducir el deseo de comer dulces.

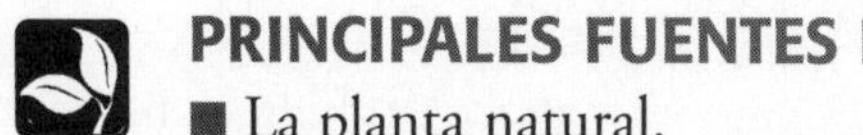

PRINCIPALES FUENTES NATURALES

- La planta natural.

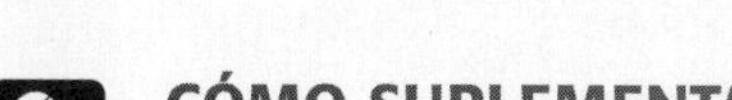

CÓMO SUPLEMENTAR

- La dosis regular es de 750 mg.
- Tomar tres dosis diarias durante dos meses, luego reducirlo a una o dos al día, en dependencia de los resultados.

PROBLEMAS DE TOXICIDAD

- No se conoce ninguno.

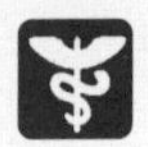

COMENTARIOS DE LA DOCTORA

- Quien usó por primera vez la frase en inglés «sowing your wild oats» (sembrar tu avena silvestre) debe haber estado pensando en la avena sativa, un derivado de las hojas verdes de la planta de avena silvestre, pues esta expresión se ha asociado durante siglos con el vigor sexual de la juventud.
- Según muchos de mis pacientes, la avena sativa resulta muy útil para incrementar el deseo sexual.
- Por supuesto, no funciona con todo el mundo, ¡pero hay suficiente evidencia como para probar!
- En los hombres la mejoría parece notarse un poco más que en las mujeres.

Betaglucano

INFORMACIÓN SOBRE EL NUTRIMENTO

- El betaglucano es un poderoso fortalecedor de la inmunidad.
- Modula el sistema inmunológico del organismo activando las células macrófagas (grandes leucocitos inmunes). Estas células del sistema inmunológico pueden entonces reconocer y destruir toxinas, bacterias, virus, hongos y parásitos.

BENEFICIOS PARA SU CUERPO

- Activa y refuerza la respuesta inmunológica del organismo.
- Ayuda al cuerpo a combatir el cáncer.

- Ayuda a proteger al organismo de los efectos negativos de la quimioterapia y la radiación.
- Previene y reduce los síntomas del catarro y la gripe.
- Previene y acelera la curación de la neumonía y las infecciones en la garganta.
- Sirven para tratar hongos y parásitos.
- Alivia las alergias y el asma.
- Puede ayudar a aliviar la fibromialgia y el síndrome de fatiga crónica.

PRINCIPALES FUENTES NATURALES

- Se deriva de la membrana celular de la levadura de repostería purificada (no produce infecciones vaginales).

CÓMO SUPLEMENTAR

- La dosis regular es de 3-6 mg diarios.
- La dosis se puede incrementar a 10-40 mg si el sistema inmunológico ya se encuentra afectado por un proceso patológico.

PROBLEMAS DE TOXICIDAD

- No se conoce ninguno.

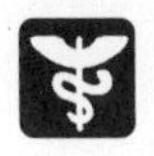

COMENTARIOS DE LA DOCTORA

- Después de leer la literatura sobre el sorprendente efecto del betaglucano en el sistema inmunológico, lo tomé personalmente durante y después de una enfermedad respiratoria superior, y comprobé su eficacia para ayudar a acortar el tiempo de recuperación.[3]
- Cuando entrevisté a Frank Jordan en Doctor to Doctor, me dijo que investigaciones realizadas en círculos tan diversos como las Fuerzas Armadas de Estados Unidos y las más prestigiosas escuelas de medicina indicaron una reducción de tumores y eliminación de lesiones en muchas formas de cáncer aparentemente debidas a este suplemento.[4]

Bilberry
(Arándano europeo)

INFORMACIÓN SOBRE EL NUTRIMENTO

- El bilberry es un arándano europeo que contiene flavonoides, los cuales son potentes antioxidantes.
- Protege los capilares y mejora la circulación de la sangre en los ojos.
- El bilberry ayuda a controlar los niveles de insulina en el organismo.
- Su consumo tiene una interesante historia que incluye a los pilotos de la Real Fuerza Aérea británica durante la Segunda Guerra Mundial, que lo tomaban para mejorar su visión nocturna.

BENEFICIOS PARA SU CUERPO

- Puede ayudar a detener o prevenir la degeneración macular en los ojos.
- Mejora la visión nocturna y puede revertir la ceguera nocturna.
- Ayuda en el tratamiento de las cataratas.
- Es útil contra la retinosis pigmentaria, una enfermedad ocular.
- En los diabéticos, ayuda en la reducción de la retinopatía.
- También posee propiedades diuréticas.

PRINCIPALES FUENTES NATURALES

- La planta natural.

CÓMO SUPLEMENTAR

- La dosis regular es de 80-160 mg tres veces al día.

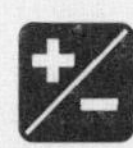

EXCESO/DEFICIENCIA

- El exceso puede resultar en una mayor descarga urinaria.

PROBLEMAS DE TOXICIDAD

- No se conoce ninguno.

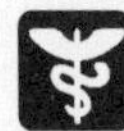

COMENTARIOS DE LA DOCTORA

- Todos los médicos que han participado en nuestro programa de televisión Doctor to Doctor sobre el tema de la salud de los ojos, han recomendado suplementos de bilberry, o productos que lo contengan, y luteína para evitar la pérdida o afectación de la vista con el envejecimiento. ¡Sigamos su consejo!

Cohosh negro

INFORMACIÓN SOBRE EL NUTRIMENTO

- El cohosh negro es una planta medicinal con alto contenido de fitoestrógenos.
- Su uso tiene una larga tradición en la medicina popular.
- Varios estudios han respaldado la capacidad de esta planta para equilibrar las hormonas.

BENEFICIOS PARA SU CUERPO

- Ayuda a moderar los síntomas de la menopausia, incluyendo las calenturas, irritabilidad e insomnio.
- Ayuda a reducir los síntomas del síndrome premenstrual.
- Ayuda a aliviar los cólicos menstruales relajando el útero.
- Puede ayudar a restaurar ciclos menstruales regulares.

PRINCIPALES FUENTES NATURALES

- La planta natural.

CÓMO SUPLEMENTAR

- El cohosh negro se suele encontrar en diferentes dosis en fórmulas femeninas contra el síndrome premenstrual y la menopausia, combinado con regaliz negro, chasteberry y dong quai, los cuales poseen similares propiedades fitoestrogénicas.

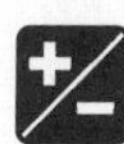

EXCESO/DEFICIENCIA

- Las dosis demasiado altas pueden causar dolores abdominales, mareos, jaquecas y náuseas.

PROBLEMAS DE TOXICIDAD

- Los efectos colaterales son raros cuando se usa en las dosis recomendadas.

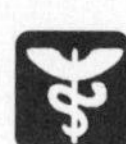

COMENTARIOS DE LA DOCTORA

- Debido a la capacidad de esta planta para relajar el útero, no debe tomarla durante el embarazo, ya que puede propiciar una labor de parto prematura.

Condroitina

INFORMACIÓN SOBRE EL NUTRIMENTO

- La condroitina es una sustancia que se encuentra de manera natural en alta concentración en el tejido conectivo que rodea las articulaciones del organismo.
- Atrae líquido a las células de las articulaciones y ayuda a producir lubricación, para permitir un movimiento más fluido de estas.
- Las personas que sufren de artritis tienen niveles bajos de condroitina.

BENEFICIOS PARA SU CUERPO

- Alivia y revierte los síntomas de la osteoartritis y la artritis reumatoidea.
- Estimula la producción de nuevos cartílagos.
- Reduce el dolor artrítico.
- Incrementa la movilidad de las articulaciones.
- Nota: Funciona mejor en combinación con la glucosamina (ver pg.108).

PRINCIPALES FUENTES NATURALES

- Carne, especialmente la más cercana a las articulaciones.

CÓMO SUPLEMENTAR

- Dosis regular: 1.200 mg diarios en dosis divididas.
- Mejor cuando se toma con glucosamina en una proporción de 5:4 (1.500 mg de glucosamina con 1.200 mg de condroitina).

EXCESO/DEFICIENCIA

- Se ha determinado que las personas que padecen artritis tienen niveles extremadamente bajos de condroitina.

PROBLEMAS DE TOXICIDAD

- No se conoce ninguno.

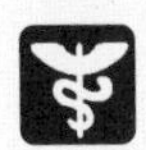

COMENTARIOS DE LA DOCTORA

- Si usted está utilizando antiinflamatorios no esteroides (NSAIDs) para controlar el dolor artrítico, por favor pruebe con la condroitina. Los NSAIDs han sido la causa de aproximadamente 15.000 muertes anuales debidas a úlceras gastrointestinales y sangramiento. Además, se ha informado que cerca de un 25% de los individuos que los utilizan desarrollan úlceras.[5]

Coenzima Q-10

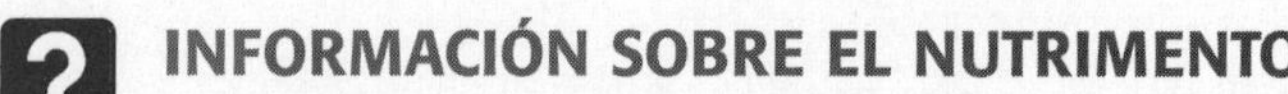

INFORMACIÓN SOBRE EL NUTRIMENTO

- La coenzima Q-10 o COQ-10 es una poderosa sustancia que respalda la actividad de las demás enzimas.
- La COQ-10 se utiliza en todo el mundo como antioxidante y como un poderoso protector del corazón.
- Es esencial para que el organismo pueda quemar grasa.
- Ayuda al cuerpo a convertir el oxígeno en la energía que las células necesitan para vivir.
- Ayuda a incrementar la circulación de oxígeno al corazón.
- Funciona en los mitocondrios (centros energéticos) de las células.
- Se cree que los niveles de COQ-10 en el organismo declinan con la edad.

BENEFICIOS PARA SU CUERPO

- Fortalece y protege al corazón contra los trastornos y enfermedades cardiovasculares, incluyendo las arritmias.
- Ayuda a normalizar la presión arterial.
- Reduce la inflamación en la fibromialgia.
- Puede asistir en la prevención y tratamiento de enfermedades periodontales.
- Mejora los niveles de energía en las personas que padecen el síndrome de fatiga crónica.
- Refuerza el sistema inmunológico.
- Mejora las anginas de pecho.
- Puede causar una mejoría en el fallo cardíaco congestivo.
- Ayuda a bajar de peso (posee propiedades termogénicas).
- Puede ayudar a reducir los tumores mamarios.
- Ayuda a reducir el nivel de azúcar producido por el ayuno en los diabéticos.

- Ayuda controlar el asma.
- Incrementa los niveles de energía.
- Puede ayudar con el tinnitus o campanilleo en los oídos.

PRINCIPALES FUENTES NATURALES

- Pescado, huevos, espinaca, carnes rojas.

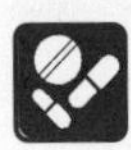

CÓMO SUPLEMENTAR

- La dosis regular es de 60-90 mg diarios.
- Para los problemas cardíacos, incremente la dosis a 180-360 mg diarios.

EXCESO/DEFICIENCIA

- Las personas de más edad suelen tener niveles más bajos de COQ-10.

PROBLEMAS DE TOXICIDAD

- No se conoce ninguno.

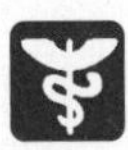

COMENTARIOS DE LA DOCTORA

- Considerando que los estudios científicos han documentado los poderosos beneficios de la coenzima Q-10, recomiendo especialmente que la incluya en su lista de suplementos indispensables. Es algo cara, pero sólo por los beneficios que reportará a su corazón vale cada centavo gastado.
- ADVERTENCIA: Según algunos informes la COQ-10 pueden reducir la respuesta de algunas personas al coumadin (un anticoagulante). Consulte a su médico antes de tomar COQ-10 si ya está tomando fármacos para el fallo cardíaco congestivo o trastornos hemorrágicos.

DHEA
(Dehidroepiandrosterona)

SOBRE EL NUTRIMENTO

- A la dehidroepiandrosterona se le llama la hormona «madre».
- Es producida por las glándulas suprarrenales y convertida en hormonas masculinas (andrógenos) y femeninas. En los hombres, se descompone como testosterona.
- La DHEA se encuentra en el cerebro en altas concentraciones y controla la acción de las hormonas del estrés (cortisol) en el organismo.
- Ayuda a estabilizar los niveles de glucosa en la sangre.
- Los niveles de esta hormona «madre» en el cuerpo decrecen sustancialmente con la edad. Se cree que estos niveles declinantes están asociados con dolencias del envejecimiento como la artritis, la pérdida de memoria y las enfermedades cardiovasculares.

BENEFICIOS PARA SU CUERPO

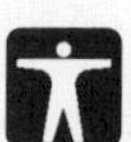

- Alivia el estrés.
- Mejora la memoria.
- Mejora el estado de ánimo.
- Alivia las sensaciones de la depresión.
- Mejora la libido; ayuda a elevar el nivel de testosterona en los hombres y también en las mujeres.
- Incrementa la fortaleza ocular y la masa corporal libre de grasa.
- Incrementa la estamina y la energía; ayuda con el síndrome de fatiga crónica.
- Parece estimular la producción de células inmunológicas así como de las células asesinas naturales que combaten el cáncer.
- Puede tener un efecto positivo en el lupus y la artritis reumatoidea.
- Puede ser útil para bajar de peso al estabilizar los niveles de azúcar en la sangre o suprimir el apetito.

- Puede tener un efecto positivo contra la senilidad y el mal de Alzheimer.
- Ayuda a proteger contra la formación de coágulos.

PRINCIPALES FUENTES NATURALES

- Suplemento dietético elaborado a partir de esteroles extraídos de ñames silvestres y convertidos en DHEA en el laboratorio.

CÓMO SUPLEMENTAR

- La dosis recomendada es de 5-25 mg diarios.
- Comience con la dosis más baja y auméntela en incrementos de 5-10 mg.
- Algunos expertos sugieren que los hombres deben tomar 50 mg diarios, pero yo opino que 25 mg son suficientes para un bienestar general.

EXCESO/DEFICIENCIA

- El exceso puede causar una sensación de hiperestimulación, irritabilidad, jaquecas o incapacidad para dormir.
- Las dosis altas en las mujeres pueden causar vello facial, acné o voz más ronca. Esto cesa una vez que se reduce o descontinúa la dosis de DHEA.

PROBLEMAS DE TOXICIDAD

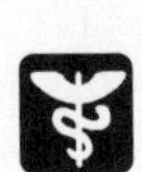

- No tome DHEA si padece una hipertrofia o cáncer de la próstata.

COMENTARIOS DE LA DOCTORA

- Aunque el DHEA parece ser inofensivo en dosis bajas, muchas personas toman dosis elevadas para lograr un efecto más pronunciado, algo que no aconsejo.
- Si usted tiene menos de 40 años, su cuerpo probablemente está produciendo todo el DHEA que necesita. Si ya pasó de los 40, debe chequear sus niveles de DHEA para ver si son realmente deficientes.

- En el mercado se encuentran algunos productos elaborados a partir de una planta de la familia dioscorea (el ñame silvestre, que abunda en México) de los que se dice que son precursores del DHEA, o que se trata de un DHEA «natural». Estos no son la misma cosa que el DHEA de grado farmacéutico y carecen virtualmente de efectos colaterales.

DMAE
(2-Dimetilaminoetanol)

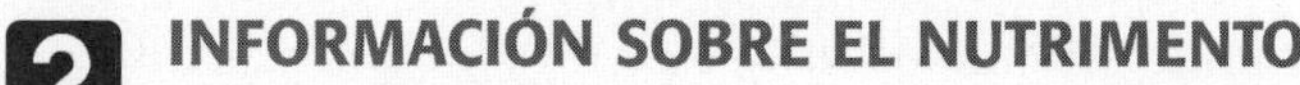

INFORMACIÓN SOBRE EL NUTRIMENTO

- El DMAE promueve la producción de acetilcolina, el más importante neurotransmisor para la memoria y la función pensante.
- Este suplemento es capaz de atravesar la barrera de sangre del cerebro y llegar inmediatamente a las células cerebrales.
- Funciona mejor cuando se combina con fosfatidil colina y vitamina B5.

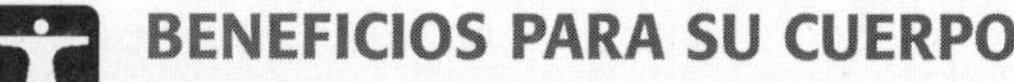

BENEFICIOS PARA SU CUERPO

- Mejora la memoria, especialmente a corto plazo.
- Incrementa la función mental y la concentración.
- Podría ser una alternativa natural al ritalin en niños que padecen el Trastorno de Déficit de Atención e Hiperactividad.
- Puede mejorar el estado de ánimo y la sensación de bienestar.
- Beneficioso para los pacientes de Alzheimer.

PRINCIPALES FUENTES NATURALES

- Mariscos.

CÓMO SUPLEMENTAR

- Dosis regular: 50-100 mg diarios.
- Mejor si se toma en la mañana pues puede causar una estimulación del sistema nervioso central.

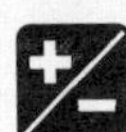

EXCESO/DEFICIENCIA

- En demasía puede causar una sensación de excitabilidad. Si esto ocurriera, reduzca la dosis.

PROBLEMAS DE TOXICIDAD

- No se ha reportado ninguno.

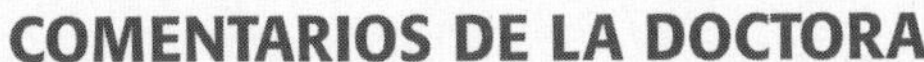

COMENTARIOS DE LA DOCTORA

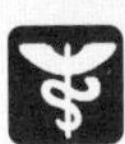

- Algunos pacientes que toman DMAE reportaron mejorías en la memoria y concentración en menos de dos semanas.
- ADVERTENCIA: Los pacientes con epilepsia no deben usar DMAE, ya que puede tener efectos adversos para esta condición.

Dong Quai

INFORMACIÓN SOBRE EL NUTRIMENTO

- En Asia se considera al dong quai un «tónico» para la mujer.
- Contiene fitoestrógenos de la planta natural.
- Es rico en vitaminas A, B12 y E.
- El dong quai posee asimismo propiedades diuréticas, lo cual significa que ayuda al organismo a eliminar el exceso de líquido.

BENEFICIOS PARA SU CUERPO

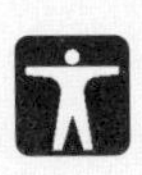

- Aminora las calenturas y sudores nocturnos de la menopausia.
- Alivia los síntomas del síndrome premenstrual.
- Puede prevenir la anemia.

■ Ayuda a regular los períodos menstruales.
■ Reduce los cólicos menstruales.

PRINCIPALES FUENTES NATURALES

■ La planta natural.

CÓMO SUPLEMENTAR

■ Dosis regular: 500 mg dos veces al día.

PROBLEMAS DE TOXICIDAD

■ No se conoce ninguno.

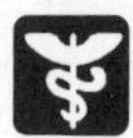

COMENTARIOS DE LA DOCTORA

■ No acostumbro prescribir el dong quai por separado. Prefiero recomendar una buena fórmula femenina que lo combine con otras plantas medicinales.
■ No utilice el dong quai si ya sufre de menstruaciones abundantes.
■ No usar durante el embarazo, ya que relaja el útero y puede causar un aborto.
■ Puede provocar cierto incremento de la sensibilidad a la luz solar.

Equinácea

INFORMACIÓN SOBRE EL NUTRIMENTO

■ La equinácea es una de las plantas medicinales más elogiadas entre las que se promueven como refuerzo del sistema inmunológico.
■ Ayuda al cuerpo a mantener sus defensas contra los virus y bacterias.
■ Estimula el crecimiento de linfocitos y macrófagos (combatientes contra la infección).

BENEFICIOS PARA SU CUERPO

■ Tratamiento eficaz contra catarros y gripes.
■ Refuerza el sistema inmunológico.

- Es efectiva en las infecciones respiratorias superiores, incluyendo la bronquitis.
- Ayuda a restaurar el sistema inmunológico después de la quimioterapia.
- Ayuda a combatir la Candida Albicans.
- Es eficaz en el tratamiento de las infecciones vaginales y del tracto urinario.
- Puede ayudar en el tratamiento del virus del herpes simplex.
- Puede ser útil contra el tinnitus (campanilleo en los oídos).

PRINCIPALES FUENTES NATURALES

- La planta natural.

CÓMO SUPLEMENTAR

- Dosis regular: 500-1.000 mg diarios.
- Se encuentra a menudo en combinación con el goldenseal, otro poderoso fortalecedor del sistema inmunológico.

EXCESO/DEFICIENCIA

- El uso excesivo causa una disminución de su eficacia.

PROBLEMAS DE TOXICIDAD

- Como este suplemento estimula el sistema inmunológico, las personas con trastornos autoinmunes no lo deben utilizar.
- No la use si es alérgico a los girasoles, caléndulas o margaritas, todas emparentadas con la equinácea.

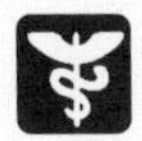

COMENTARIOS DE LA DOCTORA

- La equinácea es una planta medicinal que no debe usarse de manera continua, sino en ciclos.
- Le sugiero comenzar a tomar equinácea a los primeros síntomas de una infección, y continuar mientras esta dure (8 a 10 días).
- También puede tomarla preventivamente durante la temporada de la influenza. Tómela a diario durante dos semanas y luego descanse una semana. Repita el ciclo a discreción.

Ácidos Grasos Esenciales (EFA)

INFORMACIÓN SOBRE EL NUTRIMENTO

- A estos ácidos grasos se les llama esenciales debido a que el organismo no puede fabricarlos.
- Los ácidos grasos esenciales ayudan al cuerpo a producir hormonas.
- Ayudan a regular el colesterol y a licuar la sangre.
- También contienen compuestos antiinflamatorios que alivian la artritis y las enfermedades autoinmunes.
- Pueden bloquear la formación de tumores.
- Existen tres tipos de ácidos grasos esenciales:
  - Omega-3: Ácido alfalinoléico, que protege contra los virus y hongos asociados con el cáncer. También protege al cuerpo contra formas potentes de estrógeno. A veces los ácidos Omega-3 se descomponen como ácido eicosapentenoico (EPA) y docohexanoico (DHA).
  - Omega-6: Este ácido gamma linoleico actúa como precursor de las prostaglandinas, hormonas necesarias para que el organismo realice importantes procesos. Una proporción óptima entre los Omega-6 y los Omega-3 es 5:1.
  - Omega-9: El ácido oleico se encuentra en el aceite de oliva.

BENEFICIOS PARA SU CUERPO

- Previenen y tratan las enfermedades cardiovasculares, la artritis y los accidentes cerebrovasculares (Omega-3).
- Reducen el colesterol (Omega-3,6).
- Alivian el eczema y la soriasis.
- Pueden ayudar a detener el avance de la esclerosis múltiple (Omega-3).

- Previenen y alivian la angina.
- Reducen la hipertensión arterial (Omega 3,6).
- Previenen y tratan la artritis reumatoidea (Omega-3).
- Ayudan a prevenir el cáncer.
- Alivian el asma y los síntomas de la alergia.
- Tratan y previenen las enfermedades autoinmunes, incluyendo el lupus.
- Alivian el estreñimiento.
- Refuerzan el sistema inmunológico.
- Alivian los síntomas del síndrome premenstrual, como irritabilidad, jaquecas, y sensibilidad en los pechos (Omega-6).
- Mantienen una piel sana.
- Tienen un efecto contra los tumores en el cáncer mamario y del colon (linaza).
- Ayudan a aliviar la depresión (Omega-3).
- Mejoran el sistema circulatorio.

PRINCIPALES FUENTES NATURALES

- Omega-3: Atún, salmón, hipogloso, macarela, pargo, ajonjolí, linaza, calabaza (ideal para los vegetarianos).
- Omega-6: Nueces, semillas, aguacate o palta, granos; también se encuentra en el aceite de borraja y el de prímula.
- Omega-9: Aceite de oliva.

CÓMO SUPLEMENTAR

- La dosis recomendada de EFAs es de 600-1.200 mg de aceites de pescado diarios.
- 1-2 cucharadas de semillas de linaza diarios o 600-1.200 mg de semilla de linaza orgánica en forma de cápsulas.
- Omega-6: 750-1.200 mg diarios.
- Nota: Calentar estos aceites o cocinar con ellos destruye los EFAs que contienen.

EXCESO/DEFICIENCIA

- Las señales de la deficiencia son piel seca, pérdida del cabello y baja temperatura corporal.

PROBLEMAS DE TOXICIDAD

- Ninguno, si se observan las dosis recomendadas.

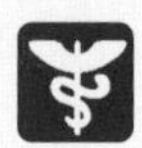

COMENTARIOS DE LA DOCTORA

- Como la suplementación de EFAs se puede complicar, prefiero recomendar productos que ya han combinado las cantidades que usted necesita. Se trata de productos de muy buena calidad, diseñados para no dejar un regusto a pescado.
- La suplementación con EFAs es esencial debido a que la mayoría de las personas padecen una deficiencia extrema de ellos.
- Nota: Mantenga los aceites sellados y refrigerados para evitar que se pongan rancios. En frascos más pequeños se pueden mantener a temperatura ambiente.

Matricaria

INFORMACIÓN SOBRE EL NUTRIMENTO

- La matricaria es una planta medicinal que se ha utilizado desde la antigüedad para bajar la fiebre. Sus propiedades analgésicas (de alivio del dolor) también alivian los dolores de la artritis, y las migrañas.
- Se han hecho muchas investigaciones clínicas acerca de la matricaria en Inglaterra, donde se la usa ampliamente.
- Ayuda a retardar la dilatación de los vasos sanguíneos.
- La matricaria parece inhibir la inflamación en el organismo.

BENEFICIOS PARA SU CUERPO

- Eficaz en el alivio del dolor de cabeza.
- Puede ayudar a reducir la frecuencia e intensidad de las migrañas.
- Ayuda a aliviar el dolor de la artritis.
- Ayuda a aliviar la dismenorrea (dolores menstruales).
- Puede ayudar en el tratamiento de las alergias.

PRINCIPALES FUENTES NATURALES

- La planta natural.

CÓMO SUPLEMENTAR

- La dosis regular es de 25 mg dos veces al día.
- Si usted está sufriendo una migraña, podría necesitar incrementar la dosis a 1-2 gramos.

EXCESO/DEFICIENCIA

- El uso excesivo puede provocar dermatitis (inflamación en la piel) o malestares gastrointestinales.

PROBLEMAS DE TOXICIDAD

- La toxicidad es rara; no obstante, si aparecen llagas en la boca, descontinúe su uso.

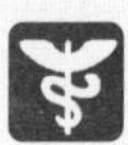

COMENTARIOS DE LA DOCTORA

- En 1985, el *British Medical Journal* reportó un estudio que mostraba la eficacia de la matricaria en la prevención de las migrañas.[6]
- Se ha demostrado que esta planta medicinal reduce cuando menos los síntomas de la migraña, incluyendo las náuseas y vómitos.
- Si usted sufre de migraña, le recomiendo especialmente probar la matricaria.
- Hay informes de que la matricaria puede interactuar con algunos medicamentos, específicamente la aspirina o el comaudin, y alterar su eficacia, por lo cual no recomiendo combinarlos.

Ginkgo biloba

INFORMACIÓN SOBRE EL NUTRIMENTO

- El ginkgo biloba, uno de los fármacos más frecuentemente prescritos en Europa, es mejor conocido por sus efectos restauradores para el cerebro.
- Ayuda a incrementar la circulación de la sangre al cerebro y el corazón.
- Ayuda a prevenir los depósitos de lipofuscina que producen las células atrofiadas en el cerebro.
- El ginkgo biloba es rico en flavonoides, los cuales son a su vez poderosos antioxidantes.
- Incrementa la capacidad del cerebro para utilizar la glucosa y producir energía.

BENEFICIOS PARA SU CUERPO

- Mejora la memoria y la función mental, especialmente la memoria a corto plazo.
- Mejora la circulación de la sangre, especialmente a las extremidades.
- Ayuda a prevenir los coágulos de sangre en el organismo, inhibiendo la agregación de plaquetas.
- Es eficaz para mejorar el estado de ánimo.
- Puede aliviar el tinnitus (campanilleo en los oídos).
- Puede producir una mejoría en los dolores de cabeza, incluyendo las migrañas.
- Puede ayudar con la disfunción eréctil causada por un escaso flujo de sangre.
- Es beneficioso para tratar la degeneración macular de los ojos y la retinopatía en los diabéticos.
- Ayuda a prevenir las pecas de la senilidad, causadas por depósitos de lipofucsina.
- Parece promisorio en el tratamiento del Alzheimer, puede retardar y posiblemente revertir el deterioro mental.
- Ha surtido efectos beneficiosos contra el asma.

PRINCIPALES FUENTES NATURALES

- La planta natural.

CÓMO SUPLEMENTAR

- La dosis regular es de 60 mg 2-4 veces por día.

EXCESO/DEFICIENCIA

- El exceso puede causar malestar estomacal o una reacción alérgica en la piel.

PROBLEMAS DE TOXICIDAD

- No se conoce ninguno.
- Ocasionalmente puede causar un ligero dolor de cabeza, que suele desaparecer días después de comenzar a tomarlo.

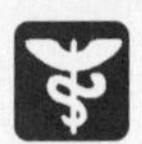

COMENTARIOS DE LA DOCTORA

- Recomiendo especialmente el ginkgo biloba como suplemento a las personas de la tercera edad, a fin de promover su salud cerebral y longevidad. Se han realizado cientos de estudios que prueban su eficacia.
- Recuerde que pasará algún tiempo antes que vea los resultados de tomar ginkgo biloba. Muchos empiezan a notar los beneficios a las dos o tres semanas, pero constatar una mejoría puede requerir hasta tres meses.
- Cuando seleccione un producto de ginkgo biloba, asegúrese de que haya sido estandarizado para contener un 24% de flavonglucósidos de ginkgo como ingrediente activo.

Ginseng

INFORMACIÓN SOBRE EL NUTRIMENTO

- El ginseng pertenece al grupo de plantas medicinales conocidas como adaptógenos. Estos funcionan para ayudar al organismo a adaptarse al estrés y cambiar y retornar a un estado de equilibrio.
- Tiene la capacidad de ayudar al cuerpo a inhibir la superproducción de cortisol.
- El panax ginseng, también conocido como ginseng coreano, es el más utilizado.
- El ginseng siberiano es generalmente menos potente que el panax, el cual contiene ginsenósidos (fitoquímicos que actúan como adaptógenos).
- El ginseng está disponible en forma de raíz, extracto pulverizado y extracto líquido, así como en tabletas y cápsulas.

BENEFICIOS PARA SU CUERPO

- Apoya y fortalece las glándulas suprarrenales.
- Reduce los efectos negativos del estrés crónico sobre el organismo.
- Mejora la estamina mental.
- Mejora el estado de ánimo.
- Mejora el rendimiento mental y la función cognitiva.
- Refuerza la libido.
- Puede afectar positivamente la disfunción eréctil.
- Incrementa la función inmunológica.
- Reduce los síntomas del síndrome de fatiga crónica (siberiano).
- Ayuda al organismo a resistir las enfermedades relacionadas con el estrés.
- Muchos médicos naturopáticos lo recomiendan como un tónico contra el envejecimiento.
- Puede reforzar los niveles de estrógeno en las mujeres, y por tanto puede ser útil contra los síntomas de la menopausia relacionados con un bajo nivel de estrógeno (ginseng chino).

PRINCIPALES FUENTES NATURALES

- Raíz de ginseng.

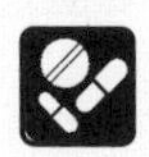

CÓMO SUPLEMENTAR

- La dosis regular para el panax ginseng es de 75-100 mg diarios.
- La dosis regular para el ginseng siberiano es de 150-300 mg diarios.
- Todo consumo de ginseng debe ser cíclico, o sea, tomarlo durante cuatro semanas y descontinuarlo las dos siguientes.
- No exceder las dosis recomendadas.

PROBLEMAS DE TOXICIDAD

- No tome ginseng si padece de hipertensión arterial.
- No tome panax ginseng si está ingiriendo medicamentos para el corazón.
- El ginseng puede causar sangramiento vaginal ocasional en mujeres posmenopáusicas.
- El panax hace sentirse a algunas personas crispadas y les dificulta conciliar el sueño. También puede causar en dosis altas palpitaciones cardiacas.

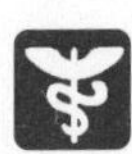

COMENTARIOS DE LA DOCTORA

- Se han reportado pocos efectos secundarios del ginseng siberiano.
- No todos los productos de ginseng en el mercado poseen igual calidad. Busque aquellos que contengan los siguientes extractos estandarizados: siberiano con 0,8 por ciento de eleuterósidos; panax con 7 por ciento de ginsenósidos.
- Muchos pacientes del síndrome de fatiga crónica han experimentado un incremento de su energía y de la función inmune después de tomar ginseng siberiano.

Glucosamina

INFORMACIÓN SOBRE EL NUTRIMENTO

- La glucosamina es fabricada en el organismo a partir de la glucosa y del aminoácido glutamina.
- Está involucrada en la formación de los huesos, los ligamentos y los tendones.
- La glucosamina estimula la creación de tejidos conectivos importantes para la movilidad.
- Se cree que los niveles de glucosamina se reducen con la edad.

BENEFICIOS PARA SU CUERPO

- Alivia y revierte los síntomas de la osteoartritis y la artritis reumatoidea.
- Estimula la producción de nuevo cartílago.
- Incrementa la curación y reparación de las articulaciones.
- Reduce el dolor en la artritis.
- Ayuda en la reparación de ligamentos y tendones, como puede verse a menudo en las lesiones deportivas.
- Funciona mejor en combinación con la condroitina (p. 90).

PRINCIPALES FUENTES NATURALES

- El suplemento dietético natural.

CÓMO SUPLEMENTAR

- La forma más común es el sulfato de glucosamina.
- La dosis regular es de 500 mg tres veces al día.
- Si ocurrieran malestares gástricos, tómela con las comidas.

PROBLEMAS DE TOXICIDAD

- No se conoce ninguno.

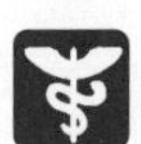

COMENTARIOS DE LA DOCTORA

- Numerosos estudios han indicado que la glucosamina puede ser aun más eficaz que algunos medicamentos prescritos por receta médica en el tratamiento de la osteoartritis. La buena noticia es que mientras más la use, mejores serán los resultados.
- A diferencia de los antiinflamatorios no esteroides (NSAIDs), la glucosamina no sólo alivia el dolor y la inflamación en la artritis; también ayuda a reparar las articulaciones dañadas.
- Recomiendo utilizar sulfato de glucosamina, ya que esta es la forma que he visto se utiliza en la mayoría de los estudios científicos. Este suplemento también se halla disponible como glucosamina HCL y N-acetil-glucosamina.

Extracto de semillas de uva
(Picnogenol)

INFORMACIÓN SOBRE EL NUTRIMENTO

- Picnogenol es un nombre patentado para el extracto de corteza de pino. Sin embargo, el término también se utiliza con frecuencia para referirse a otros flavonoides.
- El picnogenol es una potente mixtura de bioflavonoides.
- Actúa como un poderoso antioxidante, 50 veces más potente que las vitaminas C o E.
- Se desempeña como un depredador de los radicales libres a nivel celular para proteger al organismo, especialmente en forma de extracto de semillas de uva.
- Promueve la formación de proteínas en la piel.

BENEFICIOS PARA SU CUERPO

- Ayuda a reforzar el sistema inmunológico.
- Protege contra el cáncer.
- Combate las alergias y la inflamación reduciendo la producción de histamina.
- Mantiene una piel sana; ayuda a restaurar la elasticidad y la suavidad.
- Ayuda en el tratamiento de las enfermedades del corazón al mantener sanas las arterias; fortalece los vasos sanguíneos y las paredes de los capilares; ayuda a prevenir la arterioesclerosis.
- Promueve la circulación y oxigenación de la sangre.
- Trata las venas varicosas al promover vasos sanguíneos sanos; inhibe la destrucción del colágeno.
- Ayuda a desintoxicar el cuerpo de los contaminantes del tabaco y el alcohol.
- Ayuda a desintoxicar el hígado.
- Puede ayudar a detener el avance de la artritis (inhibe la destrucción de los cartílagos).

- Protege al cerebro del deterioro mental debido a los radicales libres.

PRINCIPALES FUENTES NATURALES

- Uvas con semilla, té verde.

CÓMO SUPLEMENTAR

- La dosis regular es de 150-300 mg diarios.

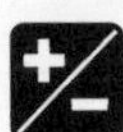

EXCESO/DEFICIENCIA

- El té verde tomado en exceso puede causar híperestimulación. Si esto ocurriera, escoja una variedad descafeinada.

PROBLEMAS DE TOXICIDAD

- No se conoce ninguno.

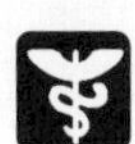

COMENTARIOS DE LA DOCTORA

- Los antioxidantes se cuentan entre las más poderosas herramientas con que contamos contra el envejecimiento.
- Todos deberíamos llevar un régimen a base de antioxidantes, y los picogenoles son una excelente opción.
- Recuerde, la próxima vez que coma uvas, ¡no escupa las semillas!

Té verde

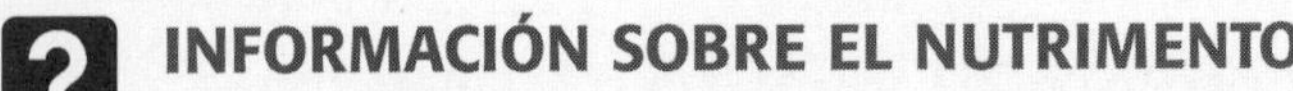

INFORMACIÓN SOBRE EL NUTRIMENTO

- El té verde contiene sustancias fitoquímicas (catequinas) que, se ha descubierto, combaten el cáncer y las enfermedades cardiovasculares.
- Es rico en flavonoides, los cuales constituyen poderosos antioxidantes.
- El té verde se consume ampliamente en Japón, donde tienen una de las más bajas tasas de enfermedades cardiovasculares del mundo.
- Contiene un compuesto que posee propiedades antibacterianas.
- También contiene polifenoles, que inhiben el colesterol «malo», LDL.

BENEFICIOS PARA SU CUERPO

- Protege contra el cáncer, especialmente el de pulmón, estómago y de la piel.
- Reduce el colesterol.
- Promueve la salud dental y puede reducir el número de caries.
- Ayuda a prevenir accidentes cerebrovasculares; contiene bioflavonoides que pueden ayudar a reducir la presión arterial.
- Puede ayudar a bajar de peso, al incrementar el metabolismo de las grasas.

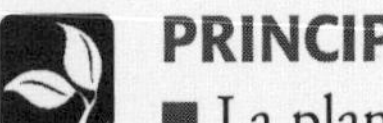

PRINCIPALES FUENTES NATURALES

- La planta natural.

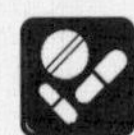

CÓMO SUPLEMENTAR

- Tome tres o más tazas diarias; la dosis ideal es de cinco tazas al día.

■ También se halla disponible en tabletas que no contienen cafeína.

EXCESO/DEFICIENCIA

■ En exceso puede causar sobreestimulación. Si esto ocurre, cámbielo por una variedad descafeinada.

PROBLEMAS DE TOXICIDAD

■ No se conoce ninguno.

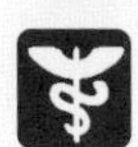

COMENTARIOS DE LA DOCTORA

■ Habituarse a su sabor puede requerir beber varias tazas, pero además de todas sus propiedades protectoras, es muy refrescante.

■ Algunos estudios han sugerido que el té verde es un antioxidante tan poderoso como la vitamina E.

■ El té verde contiene cafeína en pequeñas cantidades (20-30 mg por taza), pero mucha menos que el café, que contiene unos 100 mg por cada taza de 8 onzas.

■ El té negro provee algunos de los beneficios del té verde, pero en general no tiene la misma acción protectora. ¡Pásese al verde!

Gugulípido

INFORMACIÓN SOBRE EL NUTRIMENTO

■ El gugulípido se deriva del extracto de la oleoresina del árbol Commiphora mukul, oriundo de la India.

■ Contiene compuestos similares a los esteroides con propiedades de reducción del colesterol.

BENEFICIOS PARA SU CUERPO

- Reduce el colesterol en la sangre.
- Reduce los triglicéridos en la sangre.
- Eleva el colesterol «bueno» (HDL).
- Promueve un sistema cardiovascular sano.
- Ayuda a prevenir la arterioesclerosis.

PRINCIPALES FUENTES NATURALES

- El suplemento dietético.

CÓMO SUPLEMENTAR

- La dosis regular es de 25 mg tres veces al día.

PROBLEMAS DE TOXICIDAD

- No existen problemas de toxicidad conocidos.
- El gugulípido no produce los efectos secundarios que ocasionan los medicamentos recetados para reducir los lípidos, tales como malestar estomacal y náuseas.

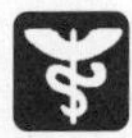

COMENTARIOS DE LA DOCTORA

- El gugulípido se encuentra en muchas fórmulas dirigidas a promover la salud del sistema cardiovascular.
- Los estudios han indicado que puede reducir el colesterol y los triglicéridos hasta en un 25% en un período de cuatro semanas.

Espino o marjoleta

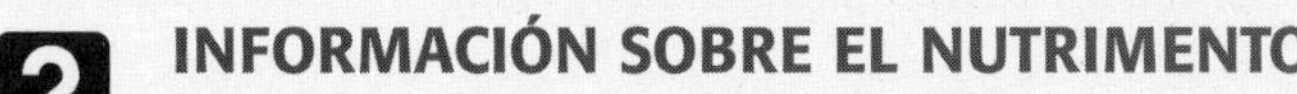

INFORMACIÓN SOBRE EL NUTRIMENTO

- El espino o marjoleta es una planta medicinal que posee una fuente concentrada de flavonoides, poderosos antioxidantes que ayudan además a fortalecer los capilares.
- En Europa se han documentado bien las propiedades de esta planta, que allí se receta con frecuencia a las personas con problemas del corazón.

BENEFICIOS PARA SU CUERPO

- Ayuda a reducir el colesterol.
- Mejora el suministro de sangre al corazón dilatando los vasos sanguíneos coronarios.
- Reduce la placa en las arterias.
- Ayuda a restaurar el músculo cardíaco y fortalece su capacidad de bombeo de sangre.
- Ayuda a reducir los ataques de angina.
- Ayuda en el tratamiento del fallo cardíaco congestivo.
- Ayuda a reducir la presión arterial.

PRINCIPALES FUENTES NATURALES

- La planta natural.

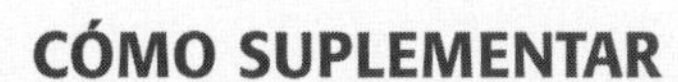

CÓMO SUPLEMENTAR

- La dosis regular es de 100-600 mg diarios.

PROBLEMAS DE TOXICIDAD

- No se conoce ninguno.

COMENTARIOS DE LA DOCTORA

- Notar los beneficios de los suplementos de espino puede tomar hasta seis semanas.

IP6
(Hexafosfato de inositol)

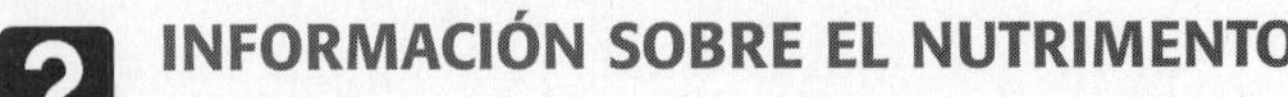

INFORMACIÓN SOBRE EL NUTRIMENTO

- El hexafosfato de inositol, también conocido como ácido fítico, es un componente de las fibras que se encuentran en los granos y frijoles enteros.
- Regula funciones vitales de las células y las protege.
- El IP6 refuerza la resistencia natural del organismo a las enfermedades.
- Tiene una función antitumoral.
- El IP6 es un antioxidante natural; se acopla al hierro y evita su oxidación.
- Se cree que inhibe la división de las células cancerosas.[7]

BENEFICIOS PARA SU CUERPO

- Posee poderosas propiedades anticancerosas.
- Reduce el riesgo de cáncer mamario, del colon y de la próstata.
- Refuerza las células del sistema inmunológico conocidas como «NK» (natural killers, o asesinas naturales), las cuales pueden matar virus y células cancerosas.
- Trata y previene la recurrencia de cálculos renales.
- Previene la formación de coágulos.
- Reduce el colesterol y los triglicéridos.

PRINCIPALES FUENTES NATURALES

- Legumbres (arvejas, frijoles), frijol de soya, maíz, semillas de ajonjolí, trigo, cereales como el arroz y el salvado de trigo.

CÓMO SUPLEMENTAR

- La dosis recomendada es de 800-1.200 mg diarios, con el estómago vacío.

PROBLEMAS DE TOXICIDAD

- No se ha reportado ninguno, ni siquiera con dosis altas.

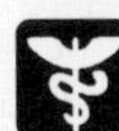

COMENTARIOS DE LA DOCTORA

- Según los investigadores, el IP6 puede usarse favorablemente en conjunción con tratamientos de quimioterapia y radiaciones.
- Estudios experimentales e investigaciones corrientes han demostrado que el IP6 tiene la capacidad de reducir tumores ya existentes e inhibir el desarrollo del cáncer. Esta podría ser una de las nuevas herramientas naturales más promisorias de la ciencia contra esa enfermedad.[8]

Isoflavones

INFORMACIÓN SOBRE EL NUTRIMENTO

- Los isoflavones son una familia de fitoquímicos que se encuentran en los productos de soya y que incluyen a los fitoestrógenos, la genisteína y la daidzeína.
- También se les halla en el trébol rojo, variedad que provee los cuatro tipos de isoflavones estrogénicos: genisteína, daidzeína, biochanina y formononetina. (Ver en la p. 142 más información importante sobre el trébol rojo.)
- Son poderosos antioxidantes que destruyen los radicales libres.
- Los isoflavones tienen una actividad similar a la del estrógeno y reducen los efectos de los estrógenos más fuertes sobre el tejido mamario y endometrial.
- También moderan el efecto de la testosterona sobre las células.

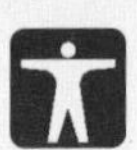

BENEFICIOS PARA SU CUERPO

- Reducen los niveles de colesterol y de triglicéridos en la sangre.
- Aminoran el riesgo de enfermedades cardiovasculares al reducir la acumulación de placa en las paredes de las arterias.
- En la menopausia, alivian las calenturas y la sequedad vaginal al estimular el crecimiento de las células que revisten la vagina.
- Son poderosos agentes anticancerosos, inhiben el crecimiento de las células cancerosas y reducen el riesgo de cáncer del pulmón, el colon y el estómago.
- Reducen el riesgo de cáncer mamario y endometrial.
- Inhiben el desarrollo del cáncer de la próstata.
- Ayudan a equilibrar naturalmente los niveles de estrógeno.

PRINCIPALES FUENTES NATURALES

- Frijol de soya, leche de soya, tofu, miso.

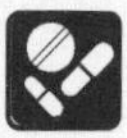

CÓMO SUPLEMENTAR

- La dosis regular es de 50-100 mg diarios.
- Media taza de frijol de soya equivale a unos 150 mg de isoflavones.

EXCESO/DEFICIENCIA

- Considerando que nuestras dietas no contienen tantas semillas, nueces, granos y frijoles como las de nuestros ancestros, la mayoría de nosotros probablemente padece una deficiencia de isoflavones, sustancias que regulan las hormonas.

PROBLEMAS DE TOXICIDAD

- ADVERTENCIA: Si usted tiene un tumor maligno en las mamas, consulte con su médico el uso de isoflavones, debido a que tienen propiedades fitoestrogénicas.

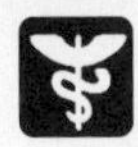

COMENTARIOS DE LA DOCTORA

- Aunque los isoflavones poseen propiedades estrogénicas, funcionan en forma similar a los antiestrógenos cuando se les compara con el estradiol. (El estradiol es un esteroide cristalino producido por los ovarios que posee propiedades estrogénicas.[9]) Esto quiere decir que imitan al estrógeno y se acoplan con los receptores de estrógeno en el organismo. Esto provoca que el cuerpo fabrique menos de los más poderosos estrógenos y también evita que los xenoestrógenos ambientales ocupen los puestos vacíos en dichos receptores. De esta forma, protegen de los dañinos efectos del estradiol y el estrone.
- Se han publicado numerosos estudios que demuestran que los isoflavones se asocian con un menor riesgo de cáncer mamario. Con las alarmantes tasas de incidencia de este tipo de cáncer entre las mujeres estadounidenses, la protección que ofrecen los isoflavones puede ser muy importante para su salud.

Kava

INFORMACIÓN SOBRE EL NUTRIMENTO

- La kava es una medicina verde derivada de la raíz de un árbol que se da en las islas del Pacífico.
- Su ingrediente activo es la lactona de kava.
- Promueve el relajamiento físico y mental.
- A diferencia de los medicamentos por receta médica, no afecta la claridad mental.

BENEFICIOS PARA SU CUERPO

- Reduce la ansiedad.
- Combate el estrés.
- Induce una sensación de tranquilidad en alerta, seguida de otra de sedación.

- Promueve una sensación de bienestar.
- Relaja el músculo esquelético.
- Reduce la depresión.
- Es útil contra el insomnio.
- Alivia el dolor en las infecciones del tracto urinario.

PRINCIPALES FUENTES NATURALES

- La planta natural.

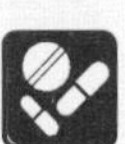

CÓMO SUPLEMENTAR

- La dosis regular es de 150-600 mg diarios.
- Se debe tomar durante tres meses y luego descontinuarlo durante tres o cuatro semanas antes de comenzar de nuevo.
- No sobrepasar las dosis recomendadas.

EXCESO/DEFICIENCIA

- Las dosis elevadas pueden causar una erupción seca y escamosa.
- En algunas personas la kava puede causar reacciones alérgicas y malestar gastrointestinal.

PROBLEMAS DE TOXICIDAD

- Las dosis extremadamente altas pueden causar parálisis.
- ADVERTENCIA: La Administración de Fármacos y Alimentos (FDA) de EE.UU. está investigando la posibilidad de que el uso de la kava ocasione toxicidad en el hígado. Ha instado a los consumidores a observar señales de problemas hepáticos como ictericia o un oscurecimiento de la orina, y a consultar al médico si experimentan síntomas menos específicos como náuseas, debilidad o un cansancio inusual.[10]

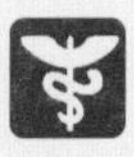

COMENTARIOS DE LA DOCTORA

- Tome kava solamente en las dosis recomendadas. Este suplemento se debe utilizar en ciclos a fin de proporcionar un descanso de sus efectos al organismo.

- Recuerde, no deje de tomar otros medicamentos antidepresivos sin que su médico se lo indique.
- No maneje mientras esté tomando kava; puede causar adormecimiento.
- También puede incrementar los efectos del alcohol y otros fármacos de uso siquiátrico, nunca los combine.

Lecitina

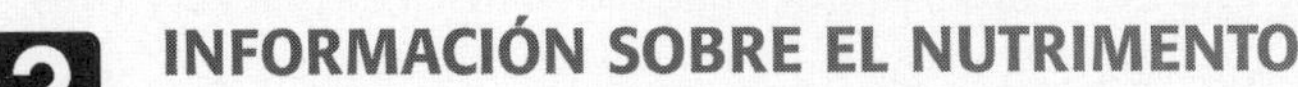

INFORMACIÓN SOBRE EL NUTRIMENTO

- La lecitina es un lípido indispensable para todas las células del organismo. Es una parte vital de las membranas celulares, las cuales controlan el movimiento de los nutrimentos a nivel celular en todo el cuerpo.
- Permite a las grasas disolverse parcialmente en agua y ser excretadas del organismo, protegiendo de la acumulación de grasa al corazón y otros órganos vitales.

BENEFICIOS PARA SU CUERPO

- Controla la acumulación de colesterol en los órganos y arterias.
- Previene la arterioesclerosis y las enfermedades del corazón
- Previene los cálculos de la vesícula.
- Ayuda a reparar el daño infligido al hígado por el alcohol.
- Ayuda con la pérdida de memoria y la «mente nebulosa», manteniendo sanas las membranas celulares.

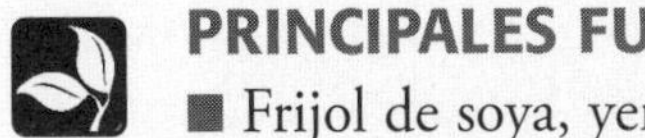

PRINCIPALES FUENTES NATURALES

- Frijol de soya, yemas de huevo, levadura cervecera, germen de trigo.

CÓMO SUPLEMENTAR

- Dosis regular:1-2 cucharadas diarias de gránulos.
- Cápsulas: 1.200 mg una a tres veces al día, antes de las comidas.

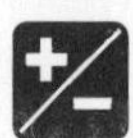

EXCESO/DEFICIENCIA

- Cuando tenemos deficiencia de lecitina, nuestro organismo es incapaz de fabricar la cantidad apropiada de colesterol «bueno» (HDL).

PROBLEMAS DE TOXICIDAD

- Las dosis altas pueden causar náuseas, diarrea y otros trastornos gastrointestinales.

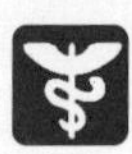

COMENTARIOS DE LA DOCTORA

- Debido a que tantas personas han eliminado de sus dietas la yema de huevo, no están obteniendo suficiente lecitina natural.
- La lecitina es un suplemento relativamente barato que debe añadir a su régimen diario. Resulta especialmente beneficiosa para las personas de más de 50 años, ayudándolas a mantener un sistema cardiovascular sano.
- En forma de polvo es muy conveniente para rociar los cereales o mezclar con sopas, jugo, agua o alguna bebida proteínica.

Raíz de regaliz

INFORMACIÓN SOBRE EL NUTRIMENTO

- La raíz de regaliz contiene glicirricina, la cual puede ayudar a equilibrar los niveles hormonales de las mujeres.
- Posee poderosas propiedades antivirales, y es un antiinflamatorio y antialérgico natural.

- La raíz de regaliz contiene triterpenoides, estudiados actualmente por el Instituto Natural del Cáncer como poderosos agentes contra esa enfermedad.[11]
- La raíz de regaliz es un eficaz expectorante.

BENEFICIOS PARA SU CUERPO

- Alivia las calenturas de la menopausia.
- Alivia los síntomas del síndrome premenstrual.
- Tiene un efecto positivo en la función de las glándulas suprarrenales; ayuda a revertir su agotamiento.
- Puede prevenir la arterioesclerosis (endurecimiento de las arterias).
- Refuerza el sistema inmunológico.
- Puede ser útil en el tratamiento del lupus.
- Puede bloquear el crecimiento de tumores.
- Es útil contra la inflamación y el dolor de la artritis.
- Ayuda a aliviar el malestar de las úlceras.
- Es efectivo contra el dolor de garganta y la tos.
- Ayuda a inhibir el crecimiento del virus del herpes simplex.
- Puede ayudar con los síntomas del síndrome de fatiga crónica.

PRINCIPALES FUENTES NATURALES

- La planta natural.

CÓMO SUPLEMENTAR

- Tomarlo según las instrucciones. Se le encuentra a menudo en los suplementos femeninos para la menopausia y el síndrome premenstrual, en combinación con otras medicinas naturales.

EXCESO/DEFICIENCIA

- El uso excesivo de la raíz de regaliz puede promover en algunas personas retención de líquido, por lo cual no se aconseja a nadie que padezca trastornos renales.

PROBLEMAS DE TOXICIDAD

- ADVERTENCIA: Quienes padecen hipertensión arterial no deben tomar raíz de regaliz, ya que esta estimula al organismo para producir aldosterona, una hormona mineralcorticoide secretada por la corteza suprarrenal, que eleva la presión de la sangre.[12]
- Tampoco consuma raíz de regaliz si tiene historia de glaucoma o accidentes cerebrovasculares.

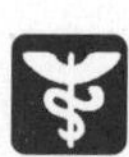

COMENTARIOS DE LA DOCTORA

- Los caramelos de regaliz no tienen los mismos beneficios médicos que los productos derivados de su raíz. Sin embargo, en esa forma también pueden elevar la presión sanguínea.
- Existe otra forma de regaliz llamada DGL (siglas en inglés por regaliz deglicirrinizado) que no contiene ácido glicirricínico, y no eleva la presión arterial. Incrementa el mucus que reviste y protege al estómago, y constituye un poderoso tratamiento contra las úlceras y la gastritis.

Luteína

INFORMACIÓN SOBRE EL NUTRIMENTO

- La luteína es un carotenoide que se encuentra en algunos vegetales verdes.
- Los suplementos se derivan de los pétalos de la flor de caléndula.
- La luteína ayuda a proteger la mácula de los ojos de los dañinos efectos de la luz solar.
- Funciona como un poderoso antioxidante que nos protege la vista.

BENEFICIOS PARA SU CUERPO

- Retarda el avance de las retinosis pigmentaria (enfermedad ocular).
- Ayuda a tratar y prevenir las cataratas.
- Ayuda a prevenir la degeneración macular.

PRINCIPALES FUENTES NATURALES

- Berza, espinaca, brócoli, hojas de mostaza, col de Bruselas, maíz.

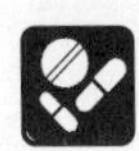

CÓMO SUPLEMENTAR

- La dosis regular es de 6-10 mg diarios.

PROBLEMAS DE TOXICIDAD

- No se conoce ninguno.

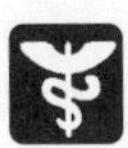

COMENTARIOS DE LA DOCTORA

- Los estudios demuestran que las personas que consumen por lo menos 6 mg de luteína diarios tiene una incidencia mucho más baja de degeneración macular en los ojos. Como resulta difícil obtener de nuestra dieta esos 6 mg, recomiendo especialmente tomar suplementos a aquellos que tienen mayor riesgo de degeneración macular: las personas de ojos azules, verdes o de color miel, las mujeres posmenopáusicas y todos los fumadores.
- Deseo recomendarle una buena fórmula vitamínica que contiene tanto luteína como bilberry (arándanos europeos), zinc y vitamina C. ¡Por favor, empiece a tomarla incluso si todavía no se queja de problemas de la vista!
- La luteína puede evitarnos a todos la ceguera, y mantiene los ojos fuertes y la vista clara.

Melatonina

INFORMACIÓN SOBRE EL NUTRIMENTO

- La melatonina es una hormona secretada por la glándula pineal del cerebro.
- Su nivel máximo se alcanza de noche, mientras que declina durante el día, creando el ciclo de sueño y vigilia ideal para el organismo.
- La melatonina es mejor conocida por su papel en la propiciación del sueño, aunque algunos estudios han demostrado que también puede retardar los efectos del envejecimiento.
- Desempeña un importante papel en la función inmunológica, al activar a las células anticancerosas.
- El nivel de melatonina decrece en el cuerpo con la edad.

BENEFICIOS PARA SU CUERPO

- Ayuda a promover el sueño.
- Refuerza el sistema inmunológico, especialmente contra el cáncer.
- Es útil en el tratamiento del cansancio por desfase horario.
- Ayuda a contrarrestar los efectos dañinos del estrés al bloquear las acciones negativas de los corticosteroides.
- Puede ayudar a proteger contra enfermedades degenerativas del cerebro, como el mal de Parkinson y el de Alzheimer.
- Puede reforzar la libido, regulando las hormonas sexuales.
- Puede incrementar el placer sexual al reforzar el efecto de las endorfinas, que suele declinar con la edad.
- Según estudios recientes, podría ser beneficiosa contra el envejecimiento.

PRINCIPALES FUENTES NATURALES

- El suplemento dietético.

CÓMO SUPLEMENTAR

- La dosis regular es de 0,05-3 mg diarios, y se debe tomar por la noche.
- Uso oral: Tómela entre una hora y hora y media antes de irse a la cama.
- Uso sublingual: Tómela media hora antes de acostarse.
- Para el cansancio por desfase horario, tómela media hora antes de sentir sueño.
- En los mayores de 65 años, la dosis debe incrementarse a 3-5 mg, y se debe tomar de noche.

EXCESO/DEFICIENCIA

- Los niveles bajos de melatonina pueden ocasionar dificultades para dormir (patrones anormales de sueño).

PROBLEMAS DE TOXICIDAD

- Las dosis altas pueden causar jaquecas, depresión, sueños vívidos o pesadillas.
- Nota: Si la dosis que usted toma le hace sentirse atontado a la mañana siguiente, probablemente es muy alta y debe reducirla.

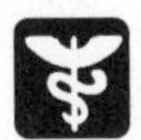

COMENTARIOS DE LA DOCTORA

- No tome melatonina si ya está ingiriendo tranquilizantes.
- Existe cierta preocupación respecto a que el consumo de melatonina durante un periodo largo pueda ocasionar efectos secundarios negativos. Aunque no he visto ningún reporte realmente confiable, por tratarse de una hormona, es aconsejable actuar con cautela al suplementar con melatonina. Personalmente prefiero su uso ocasional.
- ADVERTENCIA: No maneje después de tomar melatonina.

Cardo lechero

INFORMACIÓN SOBRE EL NUTRIMENTO

- El cardo lechero es una planta medicinal antiinflamatoria y antioxidante que contiene bioflavonoides.
- El agente activo de esta medicina natural es la silimarina, que actúa como un potente antioxidante en el hígado.
- Estimula el crecimiento de nuevas células hepáticas.

BENEFICIOS PARA SU CUERPO

- Limpia el hígado; refuerza su función.
- Ayuda a prevenir la cirrosis, la hepatitis y los cálculos de la vesícula biliar.
- Ayuda a reparar células hepáticas dañadas o lesionadas.
- Ayuda a desintoxicar el hígado de sustancias químicas y contaminantes.
- Puede ser beneficioso contra la soriasis, que se exacerba con un débil funcionamiento del hígado.

PRINCIPALES FUENTES NATURALES

- El cardo lechero es una planta medicinal cuyo fruto es una fuente abundante de silimarina.

CÓMO SUPLEMENTAR

- La dosis regular es de 320-350 mg diarios.

PROBLEMAS DE TOXICIDAD

- No se conoce ninguno.

COMENTARIOS DE LA DOCTORA

- Casi todas las personas mayores de 50 años deben tomar periódicamente cardo lechero como suplemento, debido a que el hígado debe soportar la acción directa de contaminantes y toxinas.

- Si usted bebe, fuma o toma analgésicos prescritos por su médico, le aconsejo especialmente tomar este suplemento.
- Un hígado sano puede procesar mejor el exceso de estrógeno, el cual se sabe puede conducir a muchos problemas graves de salud.

MSM
(Metilsulfonilmetano)

INFORMACIÓN SOBRE EL NUTRIMENTO

- El MSM es una forma natural (orgánica) de azufre.
- El azufre es esencial para todas las células del cuerpo.
- Es vital para la producción de aminoácidos.
- El MSM es utilizado por el organismo para fabricar cartílagos y colágeno.
- Bloquea la transmisión de los impulsos del dolor a través de las fibras nerviosas.
- El MSM desempeña un papel en el metabolismo de los carbohidratos y la producción de insulina.

BENEFICIOS PARA SU CUERPO

- Reduce el dolor y la inflamación.
- Incrementa la circulación de la sangre a los tejidos dañados.
- Ayuda a reducir los síntomas de la artritis, el dolor muscular, la tendonitis, la bursitis y el síndrome del túnel del carpo.
- Ayuda a aliviar el trastorno de la articulación temporomandibular (TMJ).
- Ayuda a reducir el tejido cicatrizado.
- Puede mejorar la pérdida del oído relacionada con la edad, incrementando la elasticidad de la membrana timpánica.

- Puede ayudar a producir una mejoría en la degeneración macular.
- Promueve cabellos sanos y piel juvenil.
- Puede ayudar a los diabéticos a metabolizar apropiadamente los carbohidratos.

PRINCIPALES FUENTES NATURALES

- Carnes, huevos, pollo, productos lácteos.

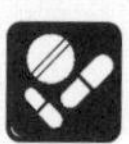

CÓMO SUPLEMENTAR

- Dosis regular: 400-1.000 mg diarios.
- Se puede incrementar a 2.000-3.000 mg diarios a fin de aliviar el dolor de la artritis.

EXCESO/DEFICIENCIA

- Las dosis altas pueden causar malestar gastrointestinal.

PROBLEMAS DE TOXICIDAD

- No se conoce ninguno.

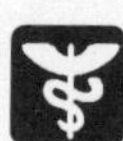

COMENTARIOS DE LA DOCTORA

- El MSM es azufre orgánico y no alergénico. No confundir con el azufre inorgánico o sintético, el cual puede provocar reacciones alérgicas en muchas personas.
- El MSM funciona bien en combinación con la glucosamina para reducir el dolor y la rigidez asociados con la artritis.

NADH
(Dinucleótido de Nicotinamida Adenina)

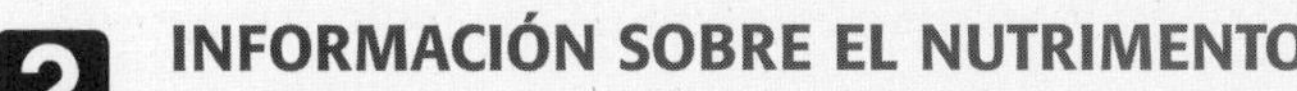

INFORMACIÓN SOBRE EL NUTRIMENTO

- El NADH actúa como antioxidante capaz de aliviar los síntomas de los males de Parkinson y Alzheimer.
- También conocido como Coenzima 1, el NADH funciona en conjunto con las enzimas para producir cambios químicos en el organismo.
- Como derivado de la niacina, ayuda a las células a producir energía.
- Se cree que eleva los niveles de dopamina (antidepresivo natural).

BENEFICIOS PARA SU CUERPO

- Puede ayudar a mejorar los síntomas de los males de Parkinson y Alzheimer.
- Protege contra el envejecimiento y el deterioro del cerebro.
- Puede ayudar a incrementar la libido y la energía.

PRINCIPALES FUENTES NATURALES

- El suplemento dietético.

CÓMO SUPLEMENTAR

- La dosis regular es de 2,5-5 mg una o dos veces al día, media hora antes de comer.

EXCESO/DEFICIENCIA

- Los niveles bajos de NADH pueden contribuir a la depresión y a la fatiga crónica así como al mal de Alzheimer.

PROBLEMAS DE TOXICIDAD

- Son raros.

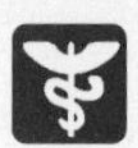

COMENTARIOS DE LA DOCTORA

- El NADH es uno de los antioxidantes menos conocidos, pero ha pasado al primer plano últimamente debido a estudios que han relacionado su ingestión con una mejoría en los síntomas de los males de Parkinson y Alzheimer. Si usted tiene un ser querido que sufre de alguna de estas enfermedades, debe pedir a su médico que le deje probar el NADH.

Progesterona natural

INFORMACIÓN SOBRE EL NUTRIMENTO

- En 1936, científicos japoneses utilizaron un proceso de extracción y descubrieron en el ñame silvestre mexicano la dioscorea. Se determinó que su configuración química era casi idéntica a la de la progesterona excretada por los ovarios de una mujer. La Farmacopea de los Estados Unidos (USP) la estandarizó entonces bajo la forma en que la conocemos actualmente, progesterona natural o progesterona USP.
- Los niveles de progesterona declinan hasta casi desaparecer según la mujer se aproxima a la menopausia o entra en ella, debido a los ciclos anovulatorios. Este hecho contradice la creencia de que los niveles de estrógeno de una mujer llegan a reducirse a cero, lo cual no es más que un mito.
- La progesterona es en el organismo el equilibrio natural al estrógeno, y también es necesaria para que aquel pueda hacer un aprovechamiento óptimo del estrógeno.

BENEFICIOS PARA SU CUERPO

- Millones de mujeres han reportado que la progesterona natural les ha aliviado síntomas de su menopausia como las calenturas, sudores nocturnos, insomnio, sequedad vaginal, fallos de la memoria y pensamiento nebuloso.

- Ayuda a aliviar los síntomas del síndrome premenstrual como la ansiedad, irritabilidad, cambios de estado de ánimo, hinchazón en los pechos, depresión, cólicos y deseos de comer ciertos alimentos.
- Ayuda a incrementar la libido.
- Puede aliviar la depresión.
- Ayuda a aliviar y a reducir los senos fibroquísticos.
- Ayuda a recrear los huesos.
- Puede reducir el tamaño de los tumores fibroides.
- Ayuda a apoyar la función de la glándula tiroides.
- Reduce los quistes ováricos simples.
- Las investigaciones demuestran que la progesterona desempeña un importante papel en la salud del corazón, el cerebro y los nervios.

PRINCIPALES FUENTES NATURALES

- Un suplemento natural elaborado a partir de esteroles extraídos de ñames silvestres, y luego convertidos en progesterona en el laboratorio.

CÓMO SUPLEMENTAR

- Busque alguna crema transdérmica que contenga al menos 960 mg de progesterona USP micronizada por cada frasco o tubo de dos onzas.
- La dosis regular es de 1/4 de cucharadita (cremas) dos veces al día.
- Las mujeres menopáusicas la usan a diario 26 días del mes.
- Las mujeres con síndrome premenstrual o que aún están menstruando, y que la utilizan para incrementar la libido, tratar enfermedades de las mamas y otros usos, se la aplican entre los días 12 y 26 de cada ciclo menstrual.
- También se encuentra en forma oral

PROBLEMAS DE TOXICIDAD

- No se conocen.
- Su uso es seguro aun para las mujeres embarazadas con historia de abortos.
- A diferencia de las progestinas sintéticas, el uso de la progesterona USP no entraña riesgo alguno de cáncer de las mamas, accidentes cardiovasculares, infartos cardíacos o trombosis.

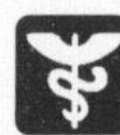

COMENTARIOS DE LA DOCTORA

- Todas las mujeres que padecen síndrome premenstrual o que están experimentando la perimenopausia o la menopausia deben usar la progesterona en crema a fin de equilibrar sus niveles hormonales.
- Resulta un excelente tratamiento para la osteoporosis, ya que ayuda a crear nuevo hueso. Estudios clínicos han demostrado que algunas mujeres experimentaron un incremento de 10 a 15% en su densidad ósea después de usar progesterona natural.
- Estudios recientes han demostrado que la progesterona natural tiene un efecto especial de protección contra el cáncer de mama así como otros cánceres de los órganos reproductivos. Los estudios indican que las mujeres a quienes se ha diagnosticado cáncer de seno, pero que tenían altos niveles de progesterona, registraron mejores índices de supervivencia.
- Debido al creciente número de estudios que indican las múltiples aplicaciones de esta notable hormona, anticipo que para el año 2015 la progesterona natural figurará en todos los botiquines domésticos de Estados Unidos, como hoy figura la aspirina.
- El doctor John R. Lee la recomienda especialmente a los hombres que padecen agrandamiento de la próstata.
- Nota: Puede encontrar más información sobre la progesterona natural y sus aplicaciones, o recomendaciones de algún producto de prestigio, si visita mi página web en: www.askdrhelen.com

Extracto de hojas de olivo

INFORMACIÓN SOBRE EL NUTRIMENTO

- El extracto de hojas de olivo contiene ácido elenoleico, el cual se ha descubierto que posee propiedades antibacterianas y antivirales.
- Es capaz de detener la multiplicación de virus y bacterias.
- También posee propiedades antifúngicas.

BENEFICIOS PARA SU CUERPO

- Ayuda a disminuir naturalmente la presión arterial; incrementa la circulación de la sangre en el sistema coronario.
- Previene la oxidación del colesterol «malo» LDL.
- Actúa como antibiótico natural para combatir catarros y virus.
- Es eficaz contra las infecciones parasitarias.
- Es útil en el tratamiento de infecciones fúngicas.
- Puede ser útil en el tratamiento de la candida albicans (infecciones vaginales).
- Es eficaz contra los virus del herpes.
- Reduce el cansancio y la fatiga e incrementa la energía.
- También se ha utilizado para tratar la enfermedad de Epstein-Barr y la mononucleosis.

PRINCIPALES FUENTES NATURALES

- Extracto.

CÓMO SUPLEMENTAR

- Dosis regular: 500 mg una o dos veces al día contra catarros, gripes o infecciones.
- Para la fatiga crónica, se puede incrementar la dosis a 500 mg tres veces al día.

PROBLEMAS DE TOXICIDAD

- Se ha descubierto que tiene una ínfima toxicidad, incluso en dosis altas.

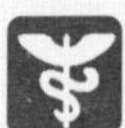

COMENTARIOS DE LA DOCTORA

- El extracto de hoja de olivo es uno de mis suplementos favoritos.
- Recuerde, consumir extracto de hojas de olivo crea microbios muertos, los cuales liberan toxinas. Mientras su organismo trabaja para eliminarlas, usted podría experimentar un período de leve malestar, incluyendo jaquecas o dolor en las articulaciones. A esto se le llama el efecto de «mortandad». Rara vez dura más de cuatro días. En ese tiempo, beba bastante agua para ayudar a evacuar los riñones, ¡y espere a sentirse bien!

Aceite de orégano

INFORMACIÓN SOBRE EL NUTRIMENTO

- El aceite de orégano contiene cincuenta poderosos compuestos curativos.
- El compuesto más activo del aceite de orégano es el carvacrol, un agente antimicrobiano natural.
- Posee propiedades antisépticas.
- El aceite de orégano también contiene compuestos antioxidantes y fortalecedores de la inmunidad.

BENEFICIOS PARA SU CUERPO

- Trata las infecciones con hongos.
- Combate los catarros y la gripe.
- Combate las infecciones bacterianas y protege contra ellas.

- Alivia el dolor de la artritis, las luxaciones, neuritis y desgarramientos.
- Sirve para tratar las infecciones parasitarias.
- Puede ayudar a abortar las migrañas.
- Alivia el eczema y la soriasis.
- Trata llagas y chancros.
- Alivia las alergias, el asma, la bronquitis y la sinusitis.
- Trata las verrugas y los hongos de los pies.

PRINCIPALES FUENTES NATURALES

- El aceite esencial derivado de la planta de orégano.

CÓMO SUPLEMENTAR

- Cápsulas: 1-2 diarias.
- Líquido: 1-2 gotas en cuatro onzas de agua o jugo, una o dos veces al día.
- Es seguro para los niños si se utiliza la mitad de la dosis adulta.

PROBLEMAS DE TOXICIDAD

- No debe tomarse internamente por un período de más de veintiún días, pues puede afectar negativamente la función del hígado.

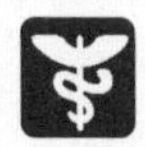

COMENTARIOS DE LA DOCTORA

- Asegúrese de que su producto contenga origanum vulgare, que es el verdadero orégano.
- Muchas formas de orégano se elaboran en realidad a partir de tomillo o mejorana, y no contienen los mismos componentes curativos.

Fosfatidilserina
(PS)

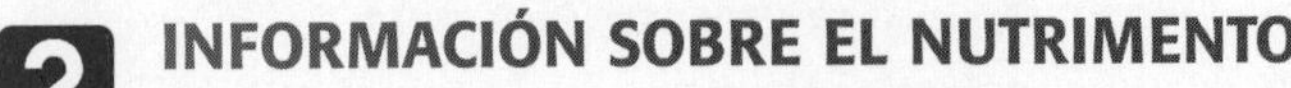

INFORMACIÓN SOBRE EL NUTRIMENTO

- La fosfatidilserina es un fosfolípido (grasa) que ayuda a apoyar al cerebro y su función.
- Ayuda a transmitir mensajes entre las células cerebrales.
- La PS asiste al cerebro en la recuperación de información.
- Los niveles de PS en el organismo declinan con la edad.

BENEFICIOS PARA SU CUERPO

- Los estudios demuestran que la PS produce una mejoría en la pérdida de memoria debida a la edad.
- Mejora la concentración y la función cognitiva.
- Podría tener algún efecto positivo en la senilidad y el mal de Alzheimer.
- Es posible que inhiba la elevación de los niveles de cortisol debidos al estrés, reduciendo sus dañinos efectos en el organismo.
- Mejora el estado de ánimo.

PRINCIPALES FUENTES NATURALES

- El suplemento dietético.

CÓMO SUPLEMENTAR

- La dosis regular es de 100 mg dos veces al día durante un mes. Luego, para mantenimiento, tomar 100 mg una vez al día.

PROBLEMAS DE TOXICIDAD

- No se conoce ninguno.

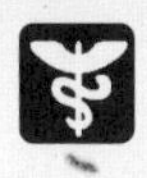

COMENTARIOS DE LA DOCTORA

- La PS es considerada por muchos médicos que prescriben técnicas contra el envejecimiento como el más efectivo nutrimento del cerebro disponible actualmente.
- La PS no es barata, pero sí es valiosa, pues tiene la capacidad de restaurar la actividad máxima del cerebro.
- Como con cualquier nutrimento para el cerebro, recomiendo adquirirlo de alguna compañía prestigiosa.

Pregninolona

INFORMACIÓN SOBRE EL NUTRIMENTO

- La pregninolona es una hormona fabricada principalmente por las glándulas suprarrenales, pero también por el cerebro.
- Puede metabolizarse como progesterona.
- Los niveles de pregninolona declinan en el organismo con la edad.
- Antes del descubrimiento de la cortisona se utilizó ampliamente como tratamiento natural contra la artritis.

BENEFICIOS PARA SU CUERPO

- Mejora y refuerza la memoria.
- Incrementa la alerta y la claridad mental.
- Fortalece la percepción visual.
- Levanta el ánimo; se la llama la hormona «siéntase bien».
- Restaura el vigor y la vitalidad juveniles.
- Incrementa la resistencia al estrés.
- Ayuda a equilibrar los niveles de estrógeno.
- Tiene un efecto positivo sobre la artritis reumatoidea y el lupus.
- También tiene un efecto positivo sobre el colesterol.

PRINCIPALES FUENTES NATURALES

- El suplemento dietético.

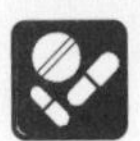

CÓMO SUPLEMENTAR

- La dosis regular es de 5-10 mg diarios.
- También está disponible como tableta sublingual.

EXCESO/DEFICIENCIA

- Algunas personas informan que un exceso de pregninolona les ha causado una sensación de hiperestimulación o nerviosismo.

PROBLEMAS DE TOXICIDAD

- Ninguno conocido tras las dosis apropiadas.

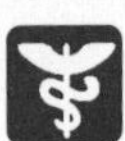

COMENTARIOS DE LA DOCTORA

- Apenas 5 mg diarios pueden hacer mucho para ayudar a equilibrar sus hormonas y mejorar su estado de ánimo. Si nunca ha tomado antes este suplemento, tal vez deba comenzar a hacerlo, empezando por una o dos veces a la semana.
- La pregninolona es uno de los suplementos que he recomendado con más éxito para tratar la depresión que suele acompañar a la menopausia.
- ADVERTENCIA: No tome pregninolona si corre riesgo de algún cáncer de origen hormonal como los reproductivos y el de la próstata.

Pigeum

INFORMACIÓN SOBRE EL NUTRIMENTO

- El pigeum es un tipo de medicina verde derivado de la corteza de un árbol africano.

- Se cree que interfiere con las enzimas que promueven el crecimiento e inflamación de las células de la próstata.
- El pigeum contiene fitosteroles, los cuales poseen propiedades antiinflamatorias.
- Es un diurético natural.

BENEFICIOS PARA SU CUERPO

- Previene el agrandamiento de la próstata y la reduce si se ha agrandado.
- Reduce los síntomas de la Hiperplasia Prostática Benigna (inglés: BPH) incluyendo las frecuentes micciones nocturnas, ardor o dolor al orinar e interrupción del flujo urinario.
- Ayuda en el tratamiento de las infecciones del tracto urinario.

PRINCIPALES FUENTES NATURALES

- La planta natural.

CÓMO SUPLEMENTAR

- Dosis irregular: 100-200 mg diarios.

PROBLEMAS DE TOXICIDAD

- No se conoce ninguno.

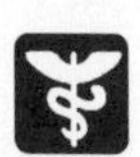

COMENTARIOS DE LA DOCTORA

- Actualmente existen muchas fórmulas excelentes para hombres en las que se combinan las sustancias naturales que reducen la BPH. Entre estas sustancias naturales se incluyen el saw palmetto, zinc, pigeum y la ortiga urticante.
- Encontrar una buena fórmula para la salud de la próstata puede eliminar la necesidad de tomar todos estos suplementos por separado, y por lo general contribuye a cumplir con la prescripción.

Trébol rojo

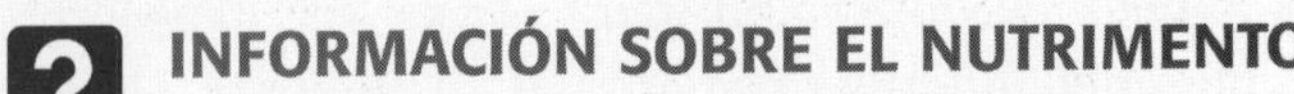

INFORMACIÓN SOBRE EL NUTRIMENTO

- El trébol rojo es una planta medicinal fitoestrogénica bien estudiada por el apoyo que presta durante la menopausia.
- Es una abundante fuente de isoflavones (contiene genisteína, biochanina, daidzeína y formononetina) y ejerce un efecto de equilibrio sobre los niveles de estrógeno. Si estos son altos, ocupa el lugar de los receptores y bloquea estrógenos más potentes; si los niveles son bajos, tiene un efecto estimulante.
- También contiene colina, calcio y lecitina.
- El trébol rojo es también un diurético moderado.

BENEFICIOS PARA SU CUERPO

- Reduce las calenturas.
- Se ha descubierto que contribuye a la salud de las mamas.
- Protege contra los cánceres mamario, de colon y de próstata.
- Puede ayudar a reducir los síntomas de la endometriosis.
- Ayuda a restaurar la humedad a los tejidos vaginales y a una vulva seca.
- Los estudios indican que contribuye a mantener huesos sanos.
- Apoya la salud del sistema cardiovascular.
- Ayuda en el tratamiento del eczema y la soriasis.
- Tiene propiedades expectorantes que facilitan el tratamiento del asma y la bronquitis.
- Puede ayudar con la sensación de aventazón.

PRINCIPALES FUENTES NATURALES

- El suplemento dietético.

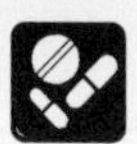

CÓMO SUPLEMENTAR

- Dosis regular: 40-100 mg diarios (cápsulas).
- Se encuentra disponible como crema transdérmica mezclada con la progesterona USP, para usar 1/4 de cucharadita dos veces diarias durante 26 días del mes.
- También se encuentra disponible como tintura: tomar 30 gotas diarias en agua tibia.

PROBLEMAS DE TOXICIDAD

- La toxicidad es rara en los seres humanos.

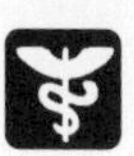

COMENTARIOS DE LA DOCTORA

- No aconsejo a ninguna mujer tomar trébol rojo como suplemento sin balancearlo con progesterona natural, pues puede ocasionar los síntomas del predominio del estrógeno, una condición perjudicial para el organismo.
- Se ha verificado que esta planta medicinal, balanceada con la progesterona USP, alivia las calenturas, sudores nocturnos, insomnio, sequedad vaginal, ansiedad, depresión, cambios bruscos del estado de ánimo, problemas de la memoria, envejecimiento acelerado de la piel y la falta de tono muscular en los pechos que caracterizan a la menopausia.
- Mi crema para el alivio de la menopausia, basada en el trébol rojo, también contiene 1.000 mg de progesterona USP.
- ADVERTENCIA: Debido a su actividad estrogénica, puede que su médico no desee que usted consuma trébol rojo si ya padece algún cáncer, especialmente si es mamario o prostático. En su lugar una buena opción sería la progesterona natural.

SAM-e
(S-Adenosilmetionina)

INFORMACIÓN SOBRE EL NUTRIMENTO

- Es elaborada en el hígado a partir del aminoácido metionina.
- Puede incrementar los niveles cerebrales de dopamina y serotonina.
- Se utiliza ampliamente en Europa.

BENEFICIOS PARA SU CUERPO

- Se ha verificado su eficacia en el tratamiento de la depresión.
- Puede ayudar a reducir el dolor y sufrimiento de la artritis.
- Puede ayudar con la fibromialgia.

PRINCIPALES FUENTES NATURALES

- El suplemento dietético

CÓMO SUPLEMENTAR

- La dosis regular es de 400-800 mg diarios.

PROBLEMAS DE TOXICIDAD

- No se conoce ninguno. No parece causar efectos adversos, ni siquiera en dosis altas.

COMENTARIOS DE LA DOCTORA

- Este nutrimento es bastante caro.
- Si usted ha probado la hierba de San Juan contra la depresión y no le ha reportado efectos positivos, podría probar tomar SAM-e.
- Recuerde no descontinuar nunca bruscamente o sin el conocimiento de su médico antidepresivos recetados.

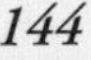

Saw palmetto

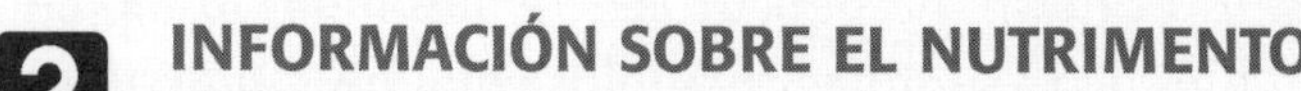

INFORMACIÓN SOBRE EL NUTRIMENTO

- El saw palmetto es una planta medicinal que inhibe la producción de dihidrotosterona, hormona que contribuye al agrandamiento de la próstata.

BENEFICIOS PARA SU CUERPO

- Se consume ampliamente en Europa y ahora se está utilizando en los Estados Unidos para tratar la hipertrofia benigna de la próstata.

PRINCIPALES FUENTES NATURALES

- Reduce el tamaño de la próstata, así como el dolor y el bloqueo urinario.
- Incrementa el flujo de orina y reduce las micciones nocturnas en hombres que padecen de Hiperplasia Prostática Benigna (BPH).
- Mejora la salud general de la próstata.
- Puede ayudar a estimular la libido.

CÓMO SUPLEMENTAR

- La dosis regular es de 160 mg dos veces al día.

PROBLEMAS DE TOXICIDAD

- Entre sus raros y moderados efectos secundarios se pueden presentar jaqueca o un leve malestar estomacal.

COMENTARIOS DE LA DOCTORA

- Los estudios han demostrado que el saw palmetto actúa también como el fármaco por receta médica en muchos casos de hipertrofia prostática, sin los efectos secundarios negativos de dicha terapia, tales como disminución de la libido, problemas de eyaculación y hasta impotencia.

- Espere la mejoría entre las cuatro y seis semanas después de comenzar a tomarlo.
- A mi juicio, después de los 50 años todos los hombres deberían tomar el suplemento saw palmetto como medida preventiva.

Serotonina
5-Hidroxitriptamina (5-HTP)

INFORMACIÓN SOBRE EL NUTRIMENTO
- La serotonina brinda al organismo una sensación de contentamiento.
- La 5-HTP ayuda al organismo a incrementar los niveles de serotonina natural.
- También controla la sensibilidad al dolor y ayuda a dormir.
- Sus efectos son similares a los del aminoácido L-Triptofan, que sólo se puede adquirir por receta médica.

BENEFICIOS PARA SU CUERPO
- Puede eliminar la ansiedad de consumir carbohidratos.
- Es un antidepresivo natural.
- Reduce el estrés.
- Ayuda a dormir bien.
- Se ha encontrado que en algunas personas suprime el apetito.

PRINCIPALES FUENTES NATURALES
- El suplemento dietético.

CÓMO SUPLEMENTAR
- La dosis regular es de 50-100 mg diarios.

EXCESO/DEFICIENCIA

- Los niveles bajos de serotonina pueden resultar en depresión, ansiedad y en comer demasiados carbohidratos.

PROBLEMAS DE TOXICIDAD

- No se conoce ninguno.

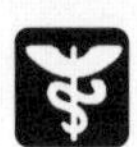

COMENTARIOS DE LA DOCTORA

- La 5-HTP ha sido utilizada por muchas personas como alternativa al Prozac, y ha demostrado ser bastante eficaz, sin producir efectos secundarios.
- Si está considerando cambiarse a la 5 HTP, recuerde por favor que debe ir descontinuando poco a poco su medicación antidepresiva. Y debe hacerlo bajo la supervisión de su médico.
- No combine la 5-HTP con medicamentos inhibidores de la monoamina oxidasa (MAO).

Hierba de San Juan

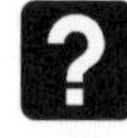

INFORMACIÓN SOBRE EL NUTRIMENTO

- La hierba de San Juan es una planta medicinal que se ha utilizado durante siglos y que es muy popular en Europa contra la depresión, la ansiedad y las úlceras gástricas.
- Parece alterar la química del cerebro cuando se utiliza para mejorar el estado de ánimo.
- Puede ayudar a incrementar la producción de dopamina del cerebro.

BENEFICIOS PARA SU CUERPO

- Es un antidepresivo natural, eficaz según se informa contra la depresión ligera a moderada.

- Mejora considerablemente la calidad del sueño.
- Alivia el insomnio.
- Puede aliviar las menstruaciones dolorosas y los cólicos uterinos.

PRINCIPALES FUENTES NATURALES

- La planta natural.

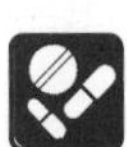

CÓMO SUPLEMENTAR

- 300 mg de dos a tres veces al día.

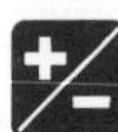

EXCESO/DEFICIENCIA

- El consumo de la hierba de San Juan puede causar fotosensibilidad; evite la exposición directa a la luz solar mientras la esté tomando.

PROBLEMAS DE TOXICIDAD

- Posiblemente es tóxica en dosis altas, así que limítese a la dosis recomendada.

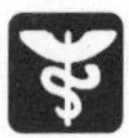

COMENTARIOS DE LA DOCTORA

- Las investigaciones han demostrado que la hierba de San Juan puede ser más eficaz para aliviar la depresión que los fármacos por receta médica, y sin los indeseados efectos secundarios de estos (tales como la disminución del impulso sexual y la «resaca» que deja el medicamento prescrito).
- Recuerde, si está tomando un medicamento recetado por su médico contra la depresión, no lo suspenda sin la supervisión de este.
- ADVERTENCIA: Un reciente estudio indica que la hierba de San Juan puede neutralizar los efectos de ciertas drogas utilizadas en la quimioterapia contra el cáncer. Si usted se está sometiendo a un tratamiento así, no debe tomar el suplemento a menos que nuevos estudios descarten lo anterior.[13]

Tribulus terrestris

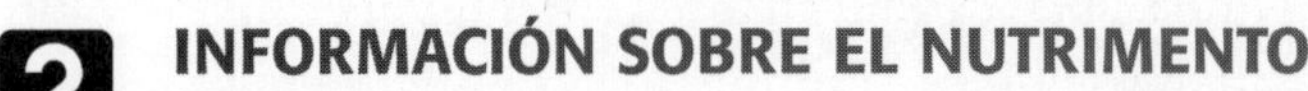

INFORMACIÓN SOBRE EL NUTRIMENTO

- El tribulus terrestris es una antigua planta medicinal utilizada en la India y en China para incrementar el rendimiento sexual.
- Se cree que estimula la producción de testosterona, haciendo que la pituitaria libere la hormona luteinizante (LH).
- Es utilizada por los constructivistas en Europa y especialmente en Rusia, y también se importa a Estados Unidos.

BENEFICIOS PARA SU CUERPO

- Según la literatura médica europea, puede incrementar el impulso sexual.
- Puede aumentar la fortaleza de las erecciones y la producción de esperma.
- Ayuda a crear una masa muscular magra.

PRINCIPALES FUENTES NATURALES

- El suplemento dietético.

CÓMO SUPLEMENTAR

- La dosis regular es de 650 mg diarios.

PROBLEMAS DE TOXICIDAD

- Evite el tribulus terrestris si tiene historia de problemas prostáticos.

COMENTARIOS DE LA DOCTORA

- Esta planta medicinal es segura y relativamente barata.
- Es posible que no produzca resultados en todos los que la toman, pero hasta ahora la avalan informes anecdóticos tanto de hombres como mujeres.

Raíz de valeriana

INFORMACIÓN SOBRE EL NUTRIMENTO

- La raíz de valeriana es un tranquilizante natural y relajante muscular.
- Se acopla a los receptores GABA-A del cerebro, encargados de regular la sedación.
- La raíz de valeriana se utiliza ampliamente en Europa para tratar la ansiedad.
- No crea hábito.
- Puede tomarse contra la ansiedad durante el día, sin efectos secundarios de adormecimiento.

BENEFICIOS PARA SU CUERPO

- Ayuda con el insomnio, especialmente si es resultado de ansiedad y nerviosismo.
- Es un eficaz tratamiento contra la ansiedad y el nerviosismo.
- Ayuda a reducir los ataques de pánico.
- Ayuda en el tratamiento de los cólicos menstruales.
- Ayuda a reducir la tensión, los espasmos y los calambres musculares.
- Puede ayudar con los cambios bruscos de estado de ánimo.

PRINCIPALES FUENTES NATURALES

- La planta natural.

CÓMO SUPLEMENTAR

- Para el insomnio, la dosis regular es de 150-300 mg, tomados entre 30 y 45 minutos antes de irse a dormir.

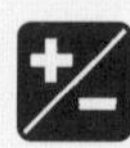

EXCESO/DEFICIENCIA

- Se desconoce.

PROBLEMAS DE TOXICIDAD

- Las dosis extremadamente altas pueden ser tóxicas y causar parálisis.

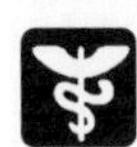

COMENTARIOS DE LA DOCTORA

- Pacientes que utilizan la valeriana contra el insomnio han reportado que no experimentaron «resaca» o sensación de sueño.
- La valeriana parece funcionar en muchas personas tan bien como los tranquilizantes por receta médica, sin los efectos secundarios negativos de estos últimos.

Yohimbe

INFORMACIÓN SOBRE EL NUTRIMENTO

- El yohimbe se deriva de la corteza de un árbol que crece en África occidental.
- Se comercializa bajo el nombre de Yohimbe o Yohimbine HCL.
- El Yohimbine HCL se vende sólo por receta médica. El yohimbe es una versión más débil que se encuentra en las tiendas de productos para la salud.
- Los estudios han demostrado su eficacia en el tratamiento de la impotencia. Sin embargo, recomiendo tomar las precauciones detalladas más abajo.

BENEFICIOS PARA SU CUERPO

- Incrementa la circulación de la sangre hacia el pene; ayuda con la impotencia.
- Incrementa la libido.

CÓMO SUPLEMENTAR

- Dosis regular: 500 mg una o dos veces al día.

PROBLEMAS DE TOXICIDAD

- No la tome si padece de presión baja o problemas cardíacos, o si está tomando antidepresivos.
- Tampoco, si padece de problemas renales.

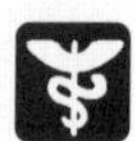

COMENTARIOS DE LA DOCTORA

- ADVERTENCIA: El yohimbe tiene fuertes efectos secundarios, incluyendo ansiedad, alucinaciones, elevación o caída súbita de la presión arterial, jaquecas y mareos.
- La Administración de Fármacos y Alimentos de Estados Unidos lo considera inseguro.
- No recomiendo el uso de este suplemento. En su lugar pruebe con el tribulus terrestris, la avena sativa, el ginkgo biloba o la L-arginina
- Si se decide a tomar yohimbe, hágalo solamente bajo la supervisión de un médico.

Recomendaciones para dolencias comunes

Considero un privilegio presentarle el conocimiento y experiencia de los muchos expertos en atención a la salud que he entrevistado durante años como conductora del programa de televisión Doctor to Doctor, así como lo más reciente en relación con los tratamientos naturales disponibles para cada afección.

Tenga por favor presente que las sustancias naturales relacionadas aquí no incluyen todos los suplementos que pueden ayudar con un problema en particular, sino que se ofrecen a modo de visión general de aquellos tratamientos ya reconocidos y aplicados por muchos de los más prominentes expertos.

Después de revisar los suplementos recomendados para su dolencia, usted puede referirse a cada uno de los que se destacan en las secciones precedentes de esta guía de referencias, a fin de encontrar más información útil sobre su modo de empleo.
Me encantaría escuchar la opinión de los lectores que lleguen a implementar los regímenes sugeridos y saber que a ellos realmente les han ayudado a restaurar su salud a un nivel óptimo.

Acné

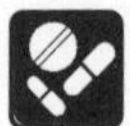

SUPLEMENTOS RECOMENDADOS

- Ácido fólico
- Zinc
- Vitamina B5 (antiestrés)

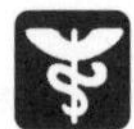

El doctor James E. Fulton, coinventor de la Retin-A, dermatólogo certificado y cirujano plástico, me manifestó que el peróxido de benzilo es una de las herramientas más poderosas de que se dispone para el tratamiento del acné. Cuando se aplica a diario, se difunde en la piel y mata las bacterias en lo profundo de los poros. También hace mudar la piel y ablanda los empotramientos en su superficie. Fulton descubrió esta acción mientras experimentaba con el peróxido de bencilo en 1970.[14]

Además de tomar los suplementos relacionados, recomiendo que pruebe con el peróxido de bencilo. Luego de usarlos siguiendo las instrucciones, mis pacientes han reportado resultados positivos de curación en casos moderados o severos de acné.

Alergias/ Fiebre del heno

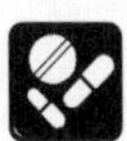

SUPLEMENTOS RECOMENDADOS

- Vitamina B12
- Vitamina C
- Quercetina
- Gingko biloba
- Ácidos grasos esenciales, especialmente Omega-6
- Betaglucano
- Picnogenol
- Aceite de orégano
- Matricaria

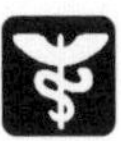

Además de los suplementos relacionados, un estudio publicado en la revista *The Lancet*, que involucró a 2633 sujetos, indicó que la vitamina E puede ser valiosa para reducir los anticuerpos asociados con el asma y las alergias.[15] ¡Una utilidad más de uno de nuestros suplementos favoritos, la humilde y poderosa vitamina E!

Mal de Alzheimer

SUPLEMENTOS RECOMENDADOS

- Vitamina E
- Ginkgo biloba
- Fosfatidilserina
- L-carnitina
- Complejo de vitamina B, especialmente B12
- Ácido fólico
- Colina
- Melatonina
- DHEA
- Glutationa
- NADH

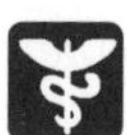

Muchos de los médicos e investigadores que he entrevistado durante años me han confirmado que estudios aparecidos en la revista *New England Journal of Medicine* y otras publicaciones médicas de prestigio demuestran que la vitamina E puede retardar el comienzo del Mal de Alzheimer entre adultos con envejecimiento prematuro del cerebro.[16] Exhorto a todos a tomar suplementos de vitamina E. Son de los más económicos del mercado y a la vez de los más importantes.

Anemia

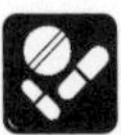

SUPLEMENTOS RECOMENDADOS

- Complejo de vitamina B
- Vitamina C
- Hierro
- Dong quai

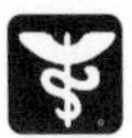

Si usted tiene anemia, probablemente sufra una deficiencia severa de vitamina C, la cual ayuda al organismo a absorber y utilizar el hierro. Mi amigo y colega Bill Sardi, que se ha presentado muchas veces en el programa de televisión Doctor to Doctor, señala que la vitamina C que obtenemos al beber jugo de naranja o de alguna píldora vitamínica incrementa la absorción de hierro. Sin embargo, añade que no en todos los casos la anemia es causada por una deficiencia de este mineral.[17]

En su libro *The Iron Time Bomb* [La bomba de tiempo del hierro], Bill Sardi sostiene que la anemia puede ser uno de los trastornos más excesivamente diagnosticados y tratados. Afirma que muchas veces una anemia moderada puede ser sólo la respuesta protectora del organismo a una infección o enfermedad.[18]

Las deficiencias de vitamina B12 y ácido fólico también pueden causar anemia. Las causas más comunes de esta condición cuando se debe a deficiencia de hierro son un excesivo sangramiento menstrual, donaciones periódicas de sangre, entrenamiento intensivo de resistencia, uso crónico de la aspirina y una dieta vegetariana o macrobiótica estricta.

Nunca debe tomar un suplemento de hierro sin someterse antes a un examen de sangre que indique que realmente padece anemia por deficiencia ferrosa. Cualquier tratamiento contra la anemia debe enfocarse en las causas subyacentes de la pérdida crónica de sangre, u otra razón por la cual el individuo no esté absorbiendo naturalmente suficientes cantidades de hierro a través de su dieta.

Además, la anemia entre las personas muy ancianas (más de 85 años) es un fuerte indicio de alguna enfermedad y posiblemente de pérdida de sangre en alguna parte del organismo. Para esta personas es muy importante someterse regularmente a chequeos médicos, incluyendo los exámenes hematológicos.

Angina
(ver también Enfermedades cardiovasculares)

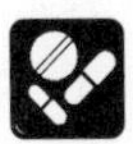

SUPLEMENTOS RECOMENDADOS

- L-carnitina
- Espino

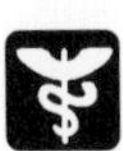

La angina pectoris se caracteriza por un dolor opresivo en el pecho que aparece inmediatamente después de algún esfuerzo. Puede irradiarse al hombro, el brazo e incluso el maxilar. La angina es ocasionada por un insuficiente suministro de oxígeno al músculo cardíaco, y suele ser resultado de una arterioesclerosis. Es una condición preocupante que requiere estricta supervisión médica.

Si usted, sea hombre o mujer, está experimentando dolores en el pecho, por favor, busque inmediatamente ayuda médica. Los suplementos no pueden sustituir a la atención médica en el tratamiento de la angina u otras afecciones cardiovasculares. No los tome sin consultar antes a su médico.

Suplementos contra el envejecimiento

SUPLEMENTOS RECOMENDADOS

- Progesterona natural
- Pregninolona
- DHEA
- Ginkgo biloba
- L-glutamina
- Fosfatidilserina
- L-carnitina
- DMAE
- Coenzima Q-10
- Melatonina
- Ácidos grasos esenciales
- Extracto de semillas de uva (picnogenol)
- Selenio
- Vitamina E
- Ginseng

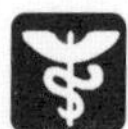

Asisto regularmente a muchas convenciones sobre la lucha contra el envejecimiento y debo decirle que en ellas he conocido a algunos de los médicos e investigadores más dedicados y fascinantes. Muchos han manifestado su disposición a compartir sus importantes estudios con mis televidentes aun antes de haberlos publicado. He compilado para usted esta lista de suplementos basándome en las últimas investigaciones sobre el proceso de envejecimiento.

A medida que se hagan nuevos descubrimientos y pruebas clínicas, continuaré presentándolos a usted en el programa de televisión Doctor to Doctor, y también publicándolos en mi página web: www.askdrhelen.com

Ansiedad

SUPLEMENTOS RECOMENDADOS

- Complejo vitamínico B
- Vitamina B6
- Vitamina B12
- Hierba de San Juan
- Calcio / magnesio
- 5-HTTP
- Kava (consultar advertencias sobre este suplemento)
- Raíz de valeriana

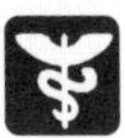

Quizás usted piense: *Bueno, pero hoy en día todo el mundo anda ansioso*. Esto puede ser cierto para muchas personas de forma esporádica, pero si usted sufre de ansiedad crónica, esta puede debilitarle tanto como para interferir su vida normal. ¿Cuáles son los síntomas?

El doctor Ray Sahelian, director del Instituto de Investigaciones de la Longevidad en Marina del Rey, California, los define como una sensación crónica de tensión, incapacidad para relajarse y concentrarse, irritabilidad, incapacidad para dormir, hipertensión arterial, palpitaciones del corazón, síntomas gastrointestinales, irritación en los intestinos, malestar estomacal, indigestión, jaquecas, erupciones y manía de tirarse del cabello.[19]

Además de los suplementos relacionados, Sahelian sugiere que otras formas de eliminar la ansiedad crónica son escapar del entorno inmediato tomándose unas vacaciones de un día o un fin de semana largo, inscribirse en una clase de ejercicios y ¡ORAR! (¡Sí!, se ha demostrado clínicamente que la oración alivia la ansiedad.)

SUPLEMENTOS RECOMENDADOS

- Glucosamina
- Condroitina
- Betacaroteno
- Vitaminas A y C
- Complejo vitamínico B
- Vitamina E
- SAM-e
- MSM
- Ácidos grasos esenciales
- Picnogenol
- Matricaria

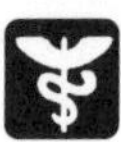

Uno de mis relatos favoritos acerca de la eficacia del ministerio de la cadena de televisión Trinity Broadcasting Network, que ha estado llevando el programa Doctor to Doctor a sus televidentes durante los últimos once años, se relaciona directamente con el tema de la artritis.

En 1990, el doctor Joseph Pizzorno, presidente y cofundador de la Universidad Bastyr College, le informó a nuestro público los beneficios de la glucosamina en el tratamiento de la artritis. En aquel momento, ni siquiera conocíamos esa sustancia. Ahora puede encontrarse en la mayoría de las farmacias e incluso los médicos más ortodoxos, no inclinados al uso de suplementos naturales, la están recomendando a sus pacientes de artritis.[20]

El testimonio va a la médula del asunto: mi fuerte convicción de que Dios nos ha provisto muchas sustancias naturales para curarnos. Y para mí es emocionante ver cómo estos suplementos naturales están siendo ahora reconocidos por sus maravillosas propiedades curativas, luego de pasar la prueba del tiempo.

Asma

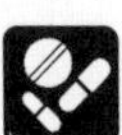

SUPLEMENTOS RECOMENDADOS

- Magnesio
- Vitamina B6
- Vitamina C
- Ácidos grasos esenciales, especialmente Omega-3
- Betaglucano
- Ácido Alfalipoico
- Coenzima Q-10
- Aceite de orégano
- Bioflavonoides, especialmente la quercetina
- Colina
- N-acetilcisteína (NAC)
- Ginkgo biloba

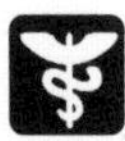

El doctor Joseph Pizzorno me contó que muchos estudios han indicado que las alergias alimentarias desempeñan un importante papel en el asma. Estudios a ciegas realizados con niños han demostrado que los peores alergénicos son, en orden descendente: huevos, pescado, mariscos, nueces y maní o cacahuate. Otros igualmente problemáticos son la leche, el chocolate, el trigo y los cítricos. Las dietas de eliminación han tenido éxito para tratar el asma en niños de diversas edades. Según mi colega, también es muy importante eliminar los aditivos de los alimentos, como son los tintes y preservativos artificiales.[21]

Stephen Levine, doctor en Filosofía de la Universidad de California, en Berkeley, presentó a nuestro público lo siguiente: Estudios basados en las investigaciones del médico ruso Buteyko demostraron que muchos asmáticos tienen un problema respiratorio similar al de las personas que hiperventilan, y que su proporción de dióxido de carbono-oxígeno difiere de las personas normales. Él nos dijo que las personas que sufren un ataque de asma podrían beneficiarse si para cortarlo respiraran dentro de una bolsa de papel. Esta técnica podría reducir el uso de inhaladores de esteroides.[22]

Cáncer mamario

SUPLEMENTOS RECOMENDADOS

- Progesterona natural
- Vitamina E
- Vitamina C
- Selenio
- Isoflavones
- IP6
- Coenzima Q-10
- Ácidos grasos esenciales, especialmente Omega-6.

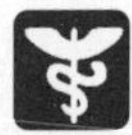

Quienes sintonizan con frecuencia mi programa de televisión probablemente me han escuchado hablar durante años del uso de hormonas sintéticas (de la HRT o Terapia de Reemplazo de Hormonas, y de las píldoras anticonceptivas). Un estudio publicado en la revista *Journal of the American Medical Association* (febrero de 2002) señala que la incidencia de cáncer mamario se incrementó de 60 a 85 por ciento debido al uso por períodos prolongados de la HRT, tanto el reemplazo de estrógeno como de estrógeno más progestina.[23] ¡Esta es una estadística aplastante! Es incluso peor que el incremento del 46 por ciento que anticipé para los últimos diez años.

La buena noticia es que otros estudios han confirmado que la progesterona natural no sólo es beneficiosa para la prevención del cáncer mamario, sino que puede incluso frenarlo e incrementar las probabilidades de sobrevivir de las mujeres afectadas.[24]
En mi página web, www.askdrhelen.com se pueden consultar todos estos estudios, incluyendo uno de la Universidad Johns Hopkins que indica que la progesterona protege contra el cáncer de las mamas. Le insto a visitar el sitio y a «bajar» los estudios. ¡Todas las mujeres deberían tener en su botiquín doméstico un frasco de progesterona natural y usarla a diario!

Cáncer

SUPLEMENTOS RECOMENDADOS

- Betacaroteno
- Selenio
- Vitamina C
- Vitamina E
- Complejo B
- Coenzima Q-10
- Ácidos grasos esenciales
- Betaglucano
- Té verde
- Aloe vera
- IP6
- Isoflavones
- Picnogenol

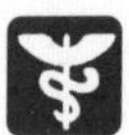

Hace varios años entrevisté al doctor Robert Atkins (conocido por la famosa dieta que lleva su apellido). Él me dijo que creía que algún día el cáncer se convertiría en una condición crónica como la diabetes, que los pacientes son capaces de tolerar, en lugar de la enfermedad mortal que es hoy. Pensaba que llegaría el día en que no sería necesario que los pacientes de cáncer se arriesgaran a una cirugía, o a esas modalidades tóxicas y potencialmente mortales que son la quimioterapia y la radiación.[25]

Burton Goldberg, editor de la revista *Alternative Medicine* [Medicina Alternativa], me manifestó más recientemente que esa es también su convicción. Él prevé que los efectos devastadores del cáncer pueden ser reducidos al nivel de una enfermedad crónica, que puede ser tratada sin que la calidad de vida sea destruida. Tengo grandes esperanzas de que avanzaremos en esa dirección.

Indudablemente estamos logrando grandes avances en el campo de la medicina integrativa, que combina las terapias convencionales con medicina naturopática para el paciente de cáncer. Creo firmemente que cualquiera que tenga cáncer debe tomar suplementos fortalecedores del sistema inmunológico para restaurar la salud de su organismo, al margen de someterse a otras terapias contra el cáncer.

Además de los suplementos ya relacionados, no olvide lo que he estado diciendo a mis televidentes durante años: ¡El ajo ayuda a combatir el cáncer! Exacto, contiene disulfatos que no sólo poseen acción antifungosa y antibacteriana, sino también anticancerosa.

También quisiera recordarle que el doctor Francisco Contreras, renombrado oncólogo y director del Hospital Oasis of Hope, en Baja California, México, ha enfatizado que no sólo somos seres físicos sino también espirituales y emocionales. Creer en Dios y una actitud positiva son herramientas vitales para estimular el sistema inmunológico y facilitar la curación.[26]

Candida albicans

SUPLEMENTOS RECOMENDADOS

- Acidófilo
- Equinácea
- Extracto de hoja de olivo

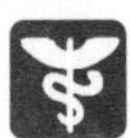

Los expertos me han comentado que nuestra dieta con exceso de azúcar y carbohidratos es en gran parte responsable del incremento en los casos de candida en la población. Si usted sufre de los síntomas de la candida, debe eliminar de su dieta —hasta que los síntomas amainen— los siguientes alimentos: panes que contengan gluten, quesos añejados, vinagre, vino, cerveza y chocolate. Sólo después de regresar a la normalidad deberá restaurar estos alimentos a su dieta y, a partir de entonces, comerlos con moderación.

Los anticonceptivos orales también contribuyen a una mayor susceptibilidad a esta bacteria. Si le interesa un gel vaginal que he desarrollado con el doctor Perry Ratcliff, muy eficaz contra la candida, visite por favor mi página web y allí hallará más información.

Síndrome de fatiga crónica

SUPLEMENTOS RECOMENDADOS

- Extracto de hoja de olivo
- Coenzima Q-10
- Complejo vitamínico B
- Betaglucano
- DHEA
- NADH
- Ginseng siberiano
- Vitamina C
- Vitamina E
- Magnesio
- Raíz de regaliz

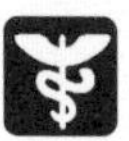

Tuve el gran honor de entrevistar al doctor Jeffrey S. Bland, presidente de HealthComm, Inc., en Gig Harbor, estado de Washington. Él me dijo que la mayoría de las personas que padecen de fatiga crónica tienen una deficiencia de magnesio a nivel celular. Debido a ello sus células son incapaces de utilizar los nutrimentos y es más probable que acumulen productos tóxicos, reduciendo así probablemente las funciones energéticas de la célula.

En el pasado, a los pacientes que sufrían de fatiga crónica se les aconsejaba más descanso, mejorar su nutrición y llevar un estilo de vida más sano. Ahora sabemos que esa no es la respuesta, lo cual puede llenar de frustración a quienes padecen este síndrome. En este campo las investigaciones son constantes. Un recurso excelente es *Fybromialgia Network* [Red para la Fibromialgia], un boletín para las personas que padecen esta dolencia o el síndrome de fatiga crónica (P.O. Box 31750, Tucson, AZ, 85751-1750; www.fmnetnews.com). Este boletín comenzó en 1984 como un esfuerzo para llevar a los interesados los últimos descubrimientos en materia terapéutica, así como ofrecer consejos para la vida diaria a aquellos que sufren de estas dolorosas condiciones.

Problemas de la circulación

SUPLEMENTOS RECOMENDADOS

- Ginkgo biloba
- Ácidos grasos esenciales
- Vitamina E.
- Bioflavonoides
- Picnogenol

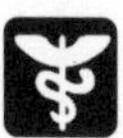

Una de las entrevistas más interesantes que he realizado se la hice al doctor Alan Sosin, director del Centro Médico Sand Canyon, en Irvine, California. Él me contó acerca de una terapia no quirúrgica llamada EECP [Enhanced External Counter Pulsation o Pulsación Externa Reforzada con Contador], que mejora radicalmente la circulación bombeando la sangre de las piernas hacia el corazón. Esto incrementa la circulación y expande los vasos sanguíneos del corazón. Induce a la sangre a ignorar los vasos sanguíneos obstruidos e incrementa la circulación al miocardio. La EECP funciona de forma sincronizada con su corazón.

La terapia EECP fue aprobada en 1995 por la Administración de Fármacos y Alimentos, FDA, de Estados Unidos, para el tratamiento de la angina, y ha sido estudiada para tratar otros trastornos circulatorios. Generalmente se administra en una serie de sesiones de una hora. El doctor Sosin nos comentó que el seguro médico federal para los ancianos, Medicare, estaba empezando a reembolsar a los pacientes con angina que se sometieran a la terapia EECP. ¡Vaya, estamos avanzando![27]

Catarros y gripes

SUPLEMENTOS RECOMENDADOS

- Vitamina C
- Equinácea / goldenseal
- Betaglucano
- Tabletas de zinc
- Aceite de orégano
- Extracto de hoja de olivo
- N-Acetilcisteína

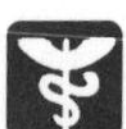

Hace unos años teníamos en la cadena de televisión TBN una «noche de los médicos», y yo presentía que iba a contraer catarro. Estaba sentada en el escenario junto al doctor Julian Whitaker, y él me brindó un remedio para combatirlo. Lo probé, ¡y quedé asombrada de lo bien que funcionó! He aquí el remedio: al primer síntoma de catarro, comience a tomar inmediatamente entre 500 y 1.000 mg de vitamina C con ocho onzas de agua. Luego, a cada hora mientras esté despierto, tome 1.000 mg mientras lo pueda tolerar (sin experimentar diarrea). Si le provoca diarrea, reduzca la dosis a 1.000 mg cada dos horas, y continúe hasta que los síntomas desaparezcan.

¡Tampoco olvide el zinc! Este parece bloquear directamente los impulsos nerviosos que causan los estornudos, así como la congestión nasal. Un estudio publicado en *Annals of Internal Medicine* [Anales de Medicina Interna] demostró que los catarros eran más breves en las personas que tomaban zinc.[28]

Aftas y herpes simplex

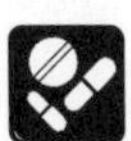

SUPLEMENTOS RECOMENDADOS

- Lisina
- Equinácea
- Aceite de orégano
- Extracto de hoja de olivo
- Complejo vitamínico B (especialmente B1)

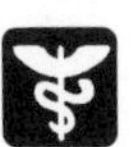

Burton Goldberg, editor de la revista *Alternative Medicine* [Medicina Alternativa], dijo a nuestros televidentes que cualquiera que tenga un problema crónico con esta condición debe eliminar el maní y el chocolate de su dieta, pues estos alimentos tienen un alto contenido del aminoácido arginina, que puede ocasionar brotes de la misma. También señaló que los brotes recurrentes de herpes a menudo ocurren después de episodios de ansiedad y estrés, lo cual significa que la reducción del estrés puede ayudar a prevenir los ataques.[29] El doctor David Wood, de Trinity Medical Clinic, en Lynwood, estado de Washington, sugirió que esta enfermedad podría estar relacionada con una dieta alta en azúcar.[30] ¡Así que cuidado con los dulces!

Depresión

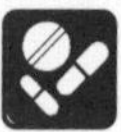

SUPLEMENTOS RECOMENDADOS

- Hierba de San Juan
- L-tirosina
- Ácidos grasos esenciales, especialmente Omega-3
- Ácido fólico
- Complejo vitamínico B
- SAM-e
- DHEA
- L-fenilalanina
- Progesterona natural

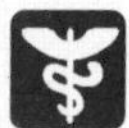

El doctor James Privitera me dijo que él recomienda a las mujeres que sufren de depresión que se hagan revisar la glándula tiroides, pues muchas veces la depresión es un síntoma de hipotiroidismo. Como la progesterona natural puede ayudar a regular la tiroides (la cual con frecuencia es afectada negativamente por el predominio de estrógeno), estuvimos de acuerdo en que muchos casos de depresión podrían mejorar con el consumo de progesterona natural. Independientemente de la eficacia de los suplementos antes relacionados, he visto muchos casos de mujeres que se han recuperado espectacularmente de la depresión usando solo progesterona natural. Esto es especialmente cierto en los casos en los que la depresión coincide con el ciclo menstrual.

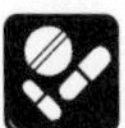

SUPLEMENTOS RECOMENDADOS

- Magnesio
- Vanadio
- Vitamina C
- Vitamina E
- Vitamina B6
- Cromo
- Coenzima Q-10
- Vitamina D
- MSM
- Aloe vera
- Ácido alfalipoico
- Inositol

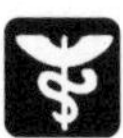

En mis años como conductora del programa de televisión Doctor to Doctor, he tenido el gran privilegio de entrevistar a muchos médicos excelentes sobre los tratamientos para la diabetes. Me gustaría recomendar —a aquellos que desean enfrentar el tratamiento de la diabetes con terapias naturales— que consulten los siguientes libros:

- *The Diabetes Cure: A Medical Approach That Can Slow, Stop, Even Cure Type 2 Diabetes*, por Vern Cherewatenko, M.D. (Cliff Street Books, 1999).
- *The Doctor's Guide to Diabetes and Your Child,* por Allan E. Sosin, M.D. (Kensington Pub. Corp., 2.000).

Son libros maravillosos, llenos de conocimientos médicos que pueden ayudarle y darle aliento si usted o un ser querido está luchando contra la diabetes.

Neuropatía diabética

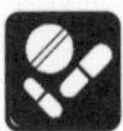

SUPLEMENTOS RECOMENDADOS

- Complejo vitamínico B
- Inositol
- Ácido alfalipoico
- Bilberry

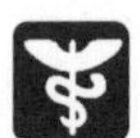

La neuropatía diabética es una complicación frecuente de la diabetes causada por un daño a los nervios como resultado de niveles elevados de glucosa en la sangre. Los síntomas más comunes son adormecimiento de las extremidades, hormigueo y dolor en las piernas y los pies. Hasta la fecha, las pruebas clínicas con el ácido alfalipoico (ALA) han sido muy positivas. Este parece elevar los niveles intracelulares de glutationa. Una prueba a largo plazo conocida como el estudio Nathan I se está realizando en Estados Unidos y Europa para decantar estos hallazgos.[31]

Eczema/ Piel reseca

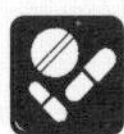

SUPLEMENTOS RECOMENDADOS

- Ácidos grasos esenciales, especialmente Omega-6.
- Zinc
- Cardo lechero
- Vitamina E
- Complejo vitamínico B

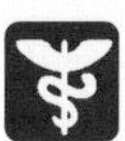

Las investigaciones indican que muchos casos de eczema se deben a alergias alimentarias. Los individuos que sufren de eczema puedan mejorar si siguen una dieta que elimine varios alimentos alergénicos comunes. Una dieta rotatoria contra la alergia en la que los alimentos sean eliminados y vueltos a añadir a los cuatro días puede ayudar a determinar su alergia.

Los pacientes con eczema parecen tener una deficiencia de un ácido graso esencial; por eso es importante comer más pescado rico en grasas (macarela, arenque, salmón) o suplementar la dieta con aceites de pescado.

Estos últimos tienen significativos efectos antiinflamatorios y antialérgicos. Al mismo tiempo, usted debe reducir su ingestión de grasa animal, la cual puede causarle inflamación Se ha determinado que el ungüento de zinc puede ser beneficioso para la comezón o el dolor localizados.

Enfisema, sistema respiratorio, bronquitis

SUPLEMENTOS RECOMENDADOS

- Magnesio
- N-acetilcisteína
- Selenio
- Zinc
- Vitamina A
- Equinácea
- Betaglucano
- Vitamina C

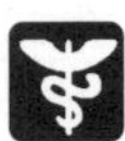

Además de los suplementos arriba relacionados, Burton Goldberg, editor de la revista *Alternative Medicine* opina que la lecitina es valiosa para ayudar a reducir la tensión superficial de los fluidos en los pulmones, facilitando su eliminación.

Salud ocular

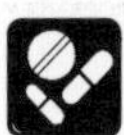

SUPLEMENTOS RECOMENDADOS

- Luteína
- Vitamina C (contra las cataratas)
- Vitamina E.
- MSM
- Taurina (contra la degeneración macular)
- Ginkgo biloba
- Bilberry
- N-acetilcisteína
- Ácido alfalipoico (contra el glaucoma y las cataratas)
- Glutationa
- Vitamina A (contra la degeneración macular)
- Vitamina D (contra el glaucoma)
- Zinc (contra la degeneración macular)

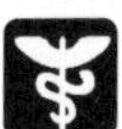

Recientes investigaciones publicadas en *Archives of Ophtalmology* [Archivos de oftalmología] demuestran que uno puede salvar su vista con vitaminas. Los investigadores encontraron que las personas con alto riesgo de degeneración macular relacionada con la edad (AMD) podrían reducirlo en un 25% tomando suplementos.[32] En la AMD, tumores de los ojos llamados *drusen* resultan en el eventual deterioro de las células sensibles a la luz o la destrucción de los vasos sanguíneos oculares.

Nota importante: Los adultos de ojos azules, verdes o color miel tiene un 20% más de riesgo de desarrollar degeneración macular durante sus vidas.

Si usted padece de resequedad en los ojos, Bill Sardi, especialista en salud ocular, dice que debe humedecer el ojo de dentro hacia afuera en lugar de usar solamente gotas. Según él, las personas de ojos secos también tienen generalmente el cabello y la piel secos y las uñas frágiles. Para mejorar esta condición debe tomar aceites de pescado y aceite de borraja (EFAs), así como las vitaminas B6 y C. Sardi aconseja apretarse suavemente los párpados con los dedos, de manera que pasen al ojo algunos de los aceites naturales del cuerpo.

Fatiga

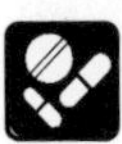

SUPLEMENTOS RECOMENDADOS

- Zinc
- Coenzima Q-10
- Complejo vitamínico B, especialmente B12
- Vitamina C
- Ginseng
- Extracto de hoja de olivo
- Manganeso
- DHEA
- Progesterona natural

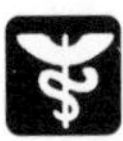

El doctor Edward Conley, fundador y director médico de la Clínica contra la Fatiga de Michigan y autor del libro *America Exhausted* (Vitality Press, 1997), me ilustró acerca de las proporciones epidémicas que alcanza actualmente la fatiga. Según él, el mayor contribuyente a la epidemia es el estrés, que conduce a la fatiga suprarrenal. Si las glándulas suprarrenales se agotan, no podrán seguir elaborando las hormonas necesarias para producir energía.

Además de los suplementos antes relacionados, tal vez le interese uno que apoye eficazmente a las glándulas suprarrenales. Vale la pena obtenerlo de un profesional de la salud o de una tienda prestigiosa de productos de salud. Dichos suplementos se derivan de fuentes ovinas o bovinas. Prefiero las primeras debido a los brotes de la enfermedad de las vacas locas que han ocurrido en algunas áreas del mundo.

Enfermedad fibroquística de las mamas

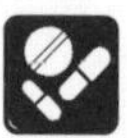

SUPLEMENTOS RECOMENDADOS

- Vitamina E
- Ácidos grasos esenciales, especialmente Omega-6
- Progesterona natural
- Isoflavones

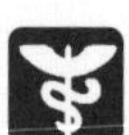

Cuando entrevisté al doctor John R. Lee hablamos sobre la incidencia en las mujeres modernas de la enfermedad fibroquística de las mamas. Él les ofreció un mensaje sencillo, pero poderoso: «¡Dejen las píldoras anticonceptivas!» El doctor Lee atribuye esta situación cuasiepidémica al síndrome de predominio del estrógeno causado por las hormonas sintéticas, ¡y yo estoy de acuerdo![33] Lo mejor que usted puede hacer para restaurar la consistencia normal de sus pechos es usar progresterona natural. Mis pacientes reportaron resultados excelentes de tres a seis meses después de empezar a usarla, y el tejido mamario se mantuvo normal mientras continuaron usándola.

Fibromialgia

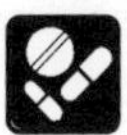

SUPLEMENTOS RECOMENDADOS

- Vitaminas B, B3, B6
- Manganeso
- Ácidos grasos esenciales
- Vitamina E
- Magnesio
- Vitamina C
- Potasio
- SAM-e
- Coenzima Q-10
- Betaglucano

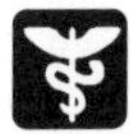

El profesor Garth L. Nicolson, del Instituto de Medicina Molecular en Huntington Beach, California, ha publicado más de quinientos ensayos médicos y científicos, y forma parte de las juntas editoriales de catorce publicaciones médicas y científicas. Cuando lo entrevisté en Doctor to Doctor, me dijo que mientras investigaba el síndrome de la Guerra del Golfo descubrió que las infecciones crónicas se relacionan con muchos casos del síndrome de fatiga crónica.

Según el profesor Nicolson, el sesenta por ciento de los afectados por fibromialgia presentan una infección bacteriana o viral de microplasmas sistémicos, y muchos tienen los dos tipos de infección. Estos microplasmas penetran la célula e interfieren con su estructura y su capacidad para producir energía. Se prescribe un tratamiento con antibióticos si se determina que la infección crónica es la causa de la fibromialgia o del síndrome de fatiga crónica.[34]

Infecciones fungosas

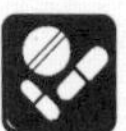

SUPLEMENTOS RECOMENDADOS

- Extracto de hoja de olivo
- Acidófilos
- Betaglucano
- Aceite de orégano
- Aloe vera

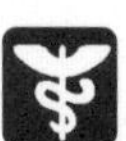

Las infecciones fungosas tienen un amplio espectro, desde la candididasis hasta los hongos de las uñas de los pies.

Los hongos son formas simples de vida parasitaria que pueden resultar muy difíciles de erradicar del organismo. El doctor Morton Walker me dijo que muchas infecciones fungosas, tanto internas como en la superficie de la piel, incluyendo las uñas de los pies, se tratan eficazmente gracias a los efectos antifungosos del extracto de hoja de olivo.[35] He visto resultados notables en personas que lo toman, especialmente aquellos infectados con candida albicans.

Para quienes sufren de hongos en las uñas de los pies, el doctor William Kellas recomendó este tratamiento: Aplique dos veces al día aceite de árbol del té a las áreas afectadas. Este aceite se encuentra en las tiendas de productos de salud. También puede comprar acidófilos en cápsulas suaves, abrir la cápsula y aplicar el contenido directamente a las uñas infectadas dos veces al día. No obstante, recuerde que los hongos de las uñas son difíciles de tratar y requieren paciencia. Empezará a ver gradualmente una diferencia en la uña a medida que mejore, pues crecerá más fina y de color más claro.

Problemas gastrointestinales

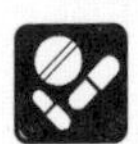

SUPLEMENTOS RECOMENDADOS

- Aloe vera
- Acidófilos
- Raíz de regaliz

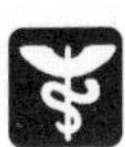

Mi remedio favorito para cualquier problema gastrointestinal es el aloe vera. Conozco muchas evidencias anecdóticas sobre los poderes curativos del aloe cuando se ingiere a diario. Mejor aun, un estudio publicado en el *Journal of Alternative Medicine* demostró que el jugo de aloe vera es eficaz para tratar las enfermedades inflamatorias de los intestinos.[36]

Pacientes a quienes se daban a beber dos onzas de jugo tres veces diarias durante siete días no reportaron incidencia de diarrea al cabo de ellos. Además, habían mejorado la regularidad del movimiento intestinal e incrementado su energía. Los investigadores concluyeron que el aloe era capaz de restaurar el equilibrio de los intestinos regulando el ph gastrointestinal, mejorando la movilidad y reduciendo las poblaciones de ciertos microorganismos, incluyendo la bacteria de la levadura. Otros estudios han demostrado que el jugo de aloe vera ayuda a desintoxicar los intestinos, neutraliza la acidez estomacal y alivia el estreñimiento y las úlceras gástricas.[37]

Otro consejo interesante lo ofreció el doctor Steven Levine, que me trajo un estudio publicado en el *New England Journal of Medicine* (una de las mejores publicaciones médicas del mundo, representativa de la opinión médica convencional). El estudio decía que aunque el mecanismo no estaba claro, mascar goma mástica podía ayudar a tratar las úlceras, la gastritis y el reflujo ácido. La dosis utilizada era de hasta 1 mg dos veces al día durante dos semanas. Esta goma de mascar es aparentemente eficaz contra el *Helicobacter pylori* que, según se ha determinado, está estrechamente asociado con las úlceras del duodeno y el estómago, la gastritis y la hiperacidez. La goma mástica de uso medicinal no es tóxica, y puede encontrarse en muchas tiendas de productos para la salud.[38]

Salud capilar

SUPLEMENTOS RECOMENDADOS

- Vitamina A
- Vitamina B12
- Biotina
- Ácido fólico
- Inositol
- Colina
- Vitamina E
- MSM
- PABA

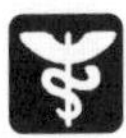

Si su cabello es excesivamente seco, es probable que no esté ingiriendo suficientes grasas. Las dietas demasiado bajas en grasas pueden causar sequedad y fragilidad en el cabello. Incremente su ingestión de grasas saludables provenientes de fuentes como el aceite de oliva extra virgen (Omega-9) y las nueces. También puede tomar como suplemento aceite de borraja, un ácido graso Omega-6. En sólo unos meses, muchos individuos ven retornar a la normalidad su cabello.

Cuando entrevisté al doctor Thierry Hertoghe, especialista en lucha contra el envejecimiento, durante la Séptima Conferencia Anual sobre el tema, me dijo que las hormonas desempeñan un importante papel en la salud del cabello. Me informó lo siguiente:

Si usted pierde sus hormonas masculinas, se le caerá el cabello.

Si pierde las hormonas femeninas, le crecerán vellos en el cuerpo.

La pérdida del cabello indica en la mujer un bajo nivel de estrógeno.

La pérdida difusa de pelo en todas partes indica una deficiencia de la tiroides.

El crecimiento de vellos en todas partes indica un desequilibrio hormonal. El uso del estrógeno transdérmico y la progesterona es beneficioso para remediar ese desequilibrio

El crecimiento de vellos en la cara de una mujer significa que sus glándulas suprarrenales podrían estar fabricando demasiadas hormonas masculinas e insuficiente cortisol. Los suplementos que benefician a estas glándulas ayudan a restaurar el equilibrio.[39]

Por último mi buen amigo y estimado farmacólogo e investigador del envejecimiento Jim Jamieson, ha descubierto que el ácido fólico puede ayudar con la calvicie. Él ha encontrado que una dosis de 5 mg de ácido fólico diarios puede ayudar a regenerar el cabello.[40] Esto equivale a unas seis cápsulas de 800 mcg diarias.

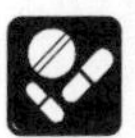

SUPLEMENTOS RECOMENDADOS

- Magnesio
- Matricaria
- Progesterona natural
- Complejo vitamínico B
- L-fenilalanina (para las migrañas)

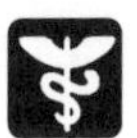

He encontrado que la progesterona natural es en extremo eficaz para la eliminación de las jaquecas en la mujer. Los cambios en los niveles de estrógeno que ocurren en el cuerpo de una mujer durante la perimenopausia, la menopausia y antes de las menstruaciones, pueden desencadenar jaquecas o afectar la frecuencia de las mismas. Si usted presenta jaquecas premenstruales de manera recurrente, utilice la progesterona natural durante los diez días anteriores al periodo menstrual de cada mes, para restaurar el equilibrio hormonal.

He tenido pacientes que me informan que han sufrido durante años de jaquecas, y que estas han desaparecido tres o cuatro meses después de empezar a usar progesterona natural. Si usted está experimentando una migraña, aplíquese inmediatamente de 1/4 a 1/2 cucharadita de crema de progesterona, y luego cada tres horas hasta que sus síntomas hayan desaparecido. Puede experimentar con la dosis hasta encontrar lo que funcione mejor para usted. Tomar magnesio también puede ayudar a detener un ataque agudo.

En mi entrevista con Burton Goldberg, editor de la revista *Alternative Medicine*, él ofrece este consejo que, afirma, muchas veces puede ayudar a abortar una migraña desencadenada por una reacción alérgica a algún alimento o sustancia química: Tan pronto comience el ataque, disuelva dos tabletas de Alka Seltzer Gold en un vaso de agua y bébalo. Esto crea una condición alcalina en el organismo que neutraliza el mecanismo alérgico, evitando que la migraña llegue a desarrollarse plenamente.[41]

Arritmias cardiacas

SUPLEMENTOS RECOMENDADOS

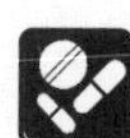

- Calcio
- Potasio
- Coenzima Q-10
- Espino
- Magnesio

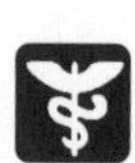

El potasio, el calcio y el magnesio son los mejores suplementos para ayudar a controlar las arritmias cardiacas. Sin embargo, si usted ha tenido múltiples episodios, estos podrían estar relacionados con arritmias supraventriculares o soplos auriculares. La doctora Kelly Tucker, especialista del corazón del Instituto y Centro de Investigaciones del Corazón del Condado de Orange, ha tenido mucho éxito con un procedimiento llamado ablación por radiofrecuencia, que comprende el uso de la energía de radiofrecuencia para destruir el tejido de la pared del corazón que interfiere con la señal eléctrica del mismo, al tiempo que deja intactos los canales eléctricos normales del órgano.[42]

Enfermedades cardiovasculares

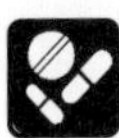

SUPLEMENTOS RECOMENDADOS

- Vitamina E
- Coenzima Q-10
- Magnesio
- Potasio
- Gingko biloba
- Complejo vitamínico B
- Ácido fólico
- Ácidos grasos esenciales, especialmente Omega-3
- Vitamina C
- Gugulípido
- Espino
- L-carnitina
- Taurina
- Té verde
- Selenio
- Lecitina
- Isoflavones
- DHEA

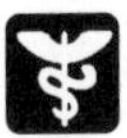

Durante años he conversado con muchos expertos en el campo de las enfermedades cardiovasculares que consideran la terapia de quelación uno de los mejores métodos para eliminar de las arterias el material obstruyente. La terapia de quelación es segura cuando se cumple el protocolo de American College of Advancement in Medicine (Universidad Estadounidense para el Avance en la Medicina).

La terapia de quelación EDTA consiste en gotas intravenosas de un aminoácido llamado ácido etilenodiaminotetracético. Se ha utilizado en Estados Unidos para tratar el endurecimiento de las arterias desde 1952.

La terapia de quelación puede revertir la arterioesclerosis y resulta útil para aquellos que han sufrido un infarto cardíaco, un accidente cerebrovascular o ataques transitorios de isquemia.[43]

También creo beneficiosa la terapia de quelación preventiva. Me he sometido a ella y la recomiendo firmemente. Por otra parte, tomar a diario una aspirina infantil (81 mg) puede reducir sus riesgos de sufrir un infarto cardiaco.[44]

Herpes

SUPLEMENTOS RECOMENDADOS

- Lisina
- Ácidos grasos esenciales
- Complejo vitamínico B
- Extracto de hoja de olivo
- Equinácea

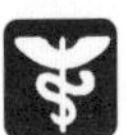

Después de la primera infección, el virus del herpes se convierte en un inquilino durmiente de los ganglios de los nervios. Su recurrencia puede ser estimulada por diferentes factores, entre ellos el estrés, las alergias alimentarias, así como ciertos fármacos y alimentos. Los brotes crónicos y persistentes se observan generalmente en personas cuyo sistema inmunológico se encuentra anulado; por tanto, la clave para el control de una infección con herpes es un sistema inmunológico fuerte. La reducción del estrés también es un factor importante. Muchas personas que padecen de herpes han logrado reducir los brotes comiendo alimentos con alto contenido del aminoácido lisina, como pescado, mariscos, pollo, huevos y levadura cervecera, además de tomar suplementos de lisina.

Hipertensión arterial

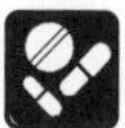

SUPLEMENTOS RECOMENDADOS

- Colina
- Vitamina E.
- Coenzima Q-10
- Calcio / Magnesio
- Ácidos grasos esenciales
- Extracto de hoja de olivo
- Potasio
- Espino
- Té verde

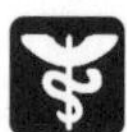

El ajo y otros miembros de la familia de los bulbos deben figurar en la dieta de cualquier persona preocupada por su presión arterial.

En algunos estudios, el ajo ha demostrado su capacidad de reducir la presión sistólica (mínima) entre 20 y 30 mmHg, y la diastólica (máxima) en 10-20 mmHg. Se cree que el efecto hipotensor del ajo se relaciona con su efecto sobre el sistema nervioso autónomo, con el hecho de que posee cualidades de reducción de los lípidos, y también con su alto contenido de compuestos que contienen azufre y selenio. Este último es un micromineral que ayuda a fortalecer la capacidad del organismo para protegerse contra la agregación de las plaquetas.[45]

Colesterol alto

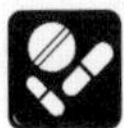

SUPLEMENTOS RECOMENDADOS

- IP6
- Gugulípido
- Té verde
- Cobre
- L-carnitina
- Espino
- Lecitina
- Isoflavones
- Ácidos grasos esenciales

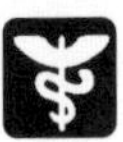

Muchos especialistas me han dicho que la niacina o ácido nicotínico (vitamina B3) es una de las más poderosas herramientas con que contamos para reducir el colesterol y la mortalidad debida a infartos cardíacos. Se ha descubierto que la niacina no sólo mejora el nivel del colesterol «bueno» HDL, sino que también reduce el peligroso LDL. Su eficacia se ha demostrado aun con dosis tan bajas como 1.200 mg diarios.

Dosis más elevadas pueden lograr mejores resultados, pero deben ser vigiladas por un médico. Sé que las estatinas son actualmente muy promovidas en la televisión y en anuncios de prensa, pero se han asociado a ellas algunos peligrosos efectos secundarios. Pregunte a su médico si debe probarlas.

Hay buenas noticias para los amantes de las frutas: las bayas frescas pueden retardar la acumulación del colesterol LDL (el «malo», que bloquea las arterias).

Según investigaciones realizadas en la Universidad de California, filial de Davis, las bayas logran este resultado mediante sustancias naturales denominadas compuestos fenólicos, que actúan como antioxidantes. Por el orden de su eficacia para limitar la acumulación de LDL, estas frutillas se agrupan así: zarzamora, frambuesa roja, cereza roja, arándano azul y fresa.[46]

Sistema inmunológico

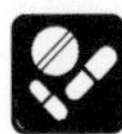

SUPLEMENTOS RECOMENDADOS

- Equinácea
- Extracto de hoja de olivo
- Aloe vera
- Vitamina C
- Picnogenol
- Glutamina
- Ácidos grasos esenciales
- Isoflavones
- IP6
- Zinc
- Ácido fólico

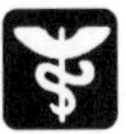

La glándula del timo, que se asienta justo debajo de la tiroides y encima del corazón, es responsable de muchas funciones del sistema inmunológico, incluyendo la producción de células T. A medida que envejecemos, esta glándula comienza a reducirse debido a su extrema susceptibilidad a los radicales libres y los daños de la oxidación. Los antioxidantes pueden prevenir que el timo se dañe y fortalecer la función inmune.

En una fascinante entrevista con el doctor Terry Beardsley, experto en el campo de la función tímica, me mencionó una fracción de esta glándula denominada Proteína Tímica A, que en su opinión puede ser uno de los más poderosos reguladores del sistema inmunológico que se hayan preparado. El doctor Beardsley lo desarrolló como un polvo de uso sublingual. Espere próximamente en las tiendas de productos para la salud este nuevo fortalecedor del sistema inmunológico.[47]

Impotencia

SUPLEMENTOS RECOMENDADOS

- Vitamina E
- Zinc
- Ácidos grasos esenciales
- Ginkgo biloba
- Yohimbe
- L-arginina
- Ginseng coreano
- Ácido fólico

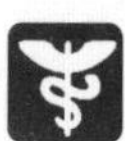

La disfunción eréctil puede vincularse sin lugar a dudas con una mala salud. Se estima que una mayoría de los casos se debe a una condición orgánica o fisiológica (del cuerpo). Es vital que se haga un diagnóstico correcto, pues el siguiente paso es corregir cualquier factor orgánico subyacente a fin de restaurar la función sexual. Existen exámenes muy simples y no invasivos que pueden revelar el origen de la DE.

Si desea leer una discusión más detallada de este problema, puede consultar mi libro en inglés *Better Sex for You* (Siloam Press, 2001).

Insomnio

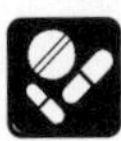

SUPLEMENTOS RECOMENDADOS

- Potasio
- Complejo vitamínico B
- Calcio
- Melatonina
- Valeriana
- Kava
- 5-HTP
- Hierba de San Juan

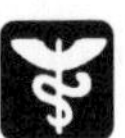

En una extensa entrevista que le hice hace unos años al doctor Ray Sahelian, del Instituto de Investigaciones sobre la Longevidad, ofreció a nuestros televidentes algunos magníficos consejos con relación al insomnio. Además de los suplementos arriba indicados, él aconseja estas importantes recomendaciones para enfrentar el desvelo.

- Expóngase a la luz solar de 10 a 20 minutos durante la hora siguiente al despertar. Esta exposición estimula a la glándula pituitaria y «reajusta» su reloj orgánico. (¡Y sí que resulta!)

- Asimismo, comer porciones de alimentos más pequeñas con mayor frecuencia, especialmente proteínas, puede ser útil para dormir bien. Coma sus carbohidratos de noche, entre 1 y 3 horas antes de irse a la cama.

- Realice alguna actividad física al final de la tarde o a prima noche, pues para que pueda dormir bien sus músculos deben estar cansados.

- Para tener un sueño reparador el cuerpo debe estar fresco, así que si va a tomar un baño caliente, hágalo una o dos horas antes de acostarse, no inmediatamente antes.

- Y sí, es verdad, ese vaso de leche antes de irse a la cama ayuda (excepto a las personas que padecen intolerancia a la lactosa).[48]

El doctor Edward Conley, autor de *America Exhausted* [América agotada], nos dijo que el cerebro necesita al menos una hora de oscuridad para crear su propia melatonina, así que apague las luces y el televisor una hora antes de acostarse.[49] Por otra parte, quisiera añadir que las mujeres que tienen problemas de insomnio casi siempre se benefician con el uso de progesterona natural. Esta equilibra las hormonas y funciona como un ayudante natural del sueño. Yo siempre me froto cada noche un poco en la nuca antes de irme a la cama.

Pérdida de la libido

SUPLEMENTOS RECOMENDADOS

- Avena sativa
- L-tirosina
- Progesterona natural
- Tribulus terrestris
- Androstenediona
- Melatonina
- DHEA
- Ginseng
- NADH

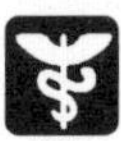

Recientemente investigué la pérdida de la libido para mi libro *Better Sex for You.* Si desea investigar este tema en profundidad, el libro contiene excelente información que le ayudará a lidiar con este problema tan real. ¡NO TODO está en su mente! Partiendo de esa investigación he concluido que la pérdida de la libido afecta a alrededor de uno de cada tres matrimonios, bien al hombre, bien a la mujer, y en ocasiones a ambos a la vez. Aunque el problema es real, la buena noticia es que ¡los suplementos funcionan!

Mi tratamiento favorito es 1/4 de cucharadita de progesterona natural dos veces al día. Muchas mujeres me han dicho que han podido restaurar su libido a los tres o cuatro meses después de empezar a usar progesterona natural, y que se sentían de nuevo como novias adolescentes. Le recomiendo especialmente probar esta receta junto con algunos de los suplementos arriba indicados.

Problemas hepáticos

SUPLEMENTOS RECOMENDADOS

- Cardo lechero
- Ácido alfalipoico
- Glutationa
- Inositol
- Colina

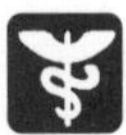

La doctora Sandra Cabot, autora de *The Healthy Liver & Bowel* [Hígado e Intestinos Sanos] (Celestial Arts, 2000) y *The Liver Cleansing Diet* [Dieta para limpiar el hígado] (Ten Speed Press, 1998), ofrece los siguientes principios vitales para mantener un hígado sano:

En cada comida ingiera vegetales crudos o frutas. Evite todos los ácidos grasos trans, los edulcorantes artificiales y todos los alimentos que sepa han sido tratados con pesticidas (le sugiero escoger las dos o tres frutas y verduras que más come y comprarlas del tipo orgánico). Beba gran cantidad de agua (entre ocho y diez vasos diarios) para evacuar las toxinas. Evite comer demasiado, pues esto somete al hígado a un mayor esfuerzo. Coma alimentos que han demostrado su apoyo a la función hepática, como legumbres, kiwi, ajo, ácidos grasos esenciales y linaza.

Es importante reconocer estos síntomas que indican que el hígado no está funcionando bien: secuencias de enfermedades misteriosas; jaquecas; cansancio constante; calenturas; altos niveles de colesterol (generalmente este es el último síntoma) y celulitis (acumulación de toxinas en las células adiposas). Recuerde que el hígado expulsa del organismo toxinas y venenos, ¡de ahí la necesidad de mantenerlo sano!

Menopausia

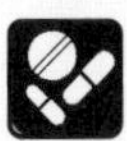

SUPLEMENTOS RECOMENDADOS

- Progesterona natural
- Isoflavones
- Dong quai
- Cohosh negro
- Complejo vitamínico B
- Calcio / magnesio
- Vitamina E
- Trébol rojo
- Pregninolona
- Panax ginseng
- Ácidos grasos esenciales

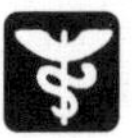

Creo que el mito más difundido acerca de la menopausia es que la deficiencia de estrógeno es la causa principal de los síntomas. Un segundo mito relacionado con el tema es que los niveles de estrógeno se reducen a cero después de la menopausia. Estas suposiciones son falsas. Los niveles de estrógeno pueden bajar o fluctuar, pero su cuerpo siempre fabricará alguno, pues lo producen las células del tejido adiposo.

Por el contrario, son los niveles de progesterona los que se reducen a cero durante la menopausia. En un esfuerzo por mantener el equilibrio, su cuerpo, en esencia, «baja el volumen» a los receptores de estrógeno. Si se agrega progesterona natural y usted no tiene historia de cáncer mamario, podrá estabilizar la mayoría de sus síntomas. Si continúa teniendo calenturas con las hormonas naturales, no acuda a las sintéticas (sintéticas no, POR FAVOR). Incrementaría su riesgo de cáncer del seno en un 60 a 85 por ciento. Hay varias cosas que usted puede hacer. La vitamina E puede ayudar en especial a eliminar las calenturas. En mi página web, www.askdrhelen.com puede encontrar muchos otros consejos.

Otro mito que muchos médicos alimentan entre sus pacientes femeninas es que el tratamiento con hormonas sintéticas (HRT) ayuda a prevenir los infartos cardíacos. Ya se ha demostrado que no es así. La Asociación Estadounidense del Corazón aconseja actualmente a las mujeres posmenopáusicas que padecen del corazón que no recurran a la HRT, y a aquellas que no padecen, que se abstengan de acudir a la HRT para protegerse. De hecho, recientes pruebas clínicas dadas a conocer a la mitad de un estudio de ocho años demostraron que el grupo de mujeres que se sometió a esa terapia había sufrido más infartos, accidentes cardiovasculares y trombosis que las que tomaron un placebo. Se alcanzó la sorprendente conclusión de que el HRT en realidad incrementaba los riesgos entre las mujeres. No se esperan los resultados finales hasta este año, pero la investigación ha puesto en duda cualquier beneficio para el corazón proveniente de las hormonas sintéticas.[50] En lugar de ello, las mujeres deben proteger su corazón de la misma forma que los hombres: mediante una dieta sana, cambios en su estilo de vida y una nutrición y suplementación adecuada (COQ-10, ácido fólico y otros).

Nota: Si usted está tomando actualmente hormonas sintéticas y desea dejar de depender de ellas, por favor visite mi página web en www.askdrhelen.com. Allí hay instrucciones para abandonarlas gradualmente.

Cólicos menstruales

SUPLEMENTOS RECOMENDADOS

- Progesterona natural
- Cohosh negro
- Magnesio
- Complejo vitamínico B
- Raíz de valeriana
- Matricaria
- Hierba de San Juan
- Dong quai

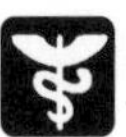

Los cólicos pueden atribuirse a una condición llamada predominio del estrógeno y a veces pueden ser un síntoma de muchas enfermedades, incluyendo la endometriosis. Uno de los mejores consejos que puedo ofrecerle para los cólicos menstruales es el uso de la progesterona natural, la cual equilibra los efectos de un exceso de estrógeno. Use 1/4 de cucharadita a diario entre los días 12 y 26 de su ciclo. Durante los episodios severos puede frotar la crema sobre su abdomen, y experimentará un gran alivio. Aunque puede demorar hasta seis meses después de empezar a usarla, en la mayoría de mis casos las mujeres reportaron un alivio significativo de sus cólicos menstruales; y algunas informaron que habían desparecido.

Función mental y memoria

SUPLEMENTOS RECOMENDADOS

- L-glutamina
- Gingko biloba
- Complejo vitamínico B
- Fosfatidilserina
- Pregninolona
- DMAE
- Acetil L-carnitina
- Vitamina E
- Lecitina
- DHEA

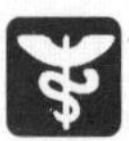

¿Se ha preguntado alguna vez que está ocurriendo con su cerebro que hace declinar su función mental? Según el doctor Julian Whitaker, del Instituto de Bienestar Whitaker, lo que ocurre es lo siguiente: El tamaño de su cerebro empieza a reducirse. A partir de los 30 años de edad, las conexiones entre las células cerebrales (neuronas) comienzan a desaparecer y el cerebro disminuye literalmente de tamaño. Sus neurotransmisores (mensajeros químicos) declinan. Uno de los más afectados es la acetilcolina, que participa en el aprendizaje y el almacenamiento de nueva información. De igual modo, la producción de pregninolona, la hormona que ayuda combatir la fatiga mental y refuerza la energía, empieza a disminuir. Por último, la circulación de la sangre es menos eficiente a medida que envejecemos, de modo que se suministran al cerebro menos oxígeno y glucosa (combustible).[51]

La buena noticia es que cada uno de estos sucesos naturales puede recibir la ayuda de nutrimentos y suplementos dirigidos al cerebro. Otro dato interesante descubierto durante investigaciones en la Universidad de California, filial de San Francisco, es que 6.000 mujeres que caminaban a diario, con una edad promedio de 70 años, redujeron sus probabilidades de perder la memoria y retuvieron su claridad mental. Por cada kilómetro y medio que recorrían, sus probabilidades de tener problemas mentales se reducía en 13 por ciento.[52]

¿Le parece aburrido caminar? ¡Quizás debería considerar jugar al golf y recorrer a pie los dieciocho hoyos!

Abortos espontáneos

SUPLEMENTOS RECOMENDADOS

- Progesterona natural
- Vitamina E
- Bioflavonoides

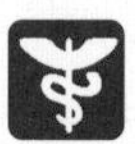

Según el doctor John R. Lee, las mujeres que tienen antecedentes de abortos espontáneos podrían padecer de lo que se conoce como fallo de la fase lútea. Esta condición existe cuando los folículos ovulan normalmente, pero no continúan produciendo progesterona a los niveles necesarios para una implantación exitosa del huevo fecundado y un desarrollo del embrión.

El fallo de la fase lútea se puede prevenir utilizando progesterona natural. Estas mujeres necesitan incrementar y mantener sus niveles de esa hormona vital.

El doctor Lee aconseja que tan pronto como se confirme el embarazo mediante un examen de sangre, una mujer en riesgo de aborto debe comenzar a utilizar crema de progesterona. Aquellas que ya están usándola, sólo deben continuar, pero incrementando la dosis. En el primer mes, utilice 1/4 de cucharadita dos veces al día. Después del primer mes, la dosis debe incrementarse gradualmente a 1/2 cucharadita dos veces al día. Pasado el tercer mes de embarazo, la producción de progesterona en la placenta se incrementa a un nivel que hace innecesario tomar el suplemento. Sin embargo, es más seguro continuar aplicando la crema durante la gestación, y suspenderla alrededor de una semana antes de la fecha prevista del parto.[53]

El doctor Perry Ratcliff me dijo asimismo que las mujeres que padecen enfermedades periodontales también tienen un riesgo más alto de abortos.[54] Así que, por favor, ¡si está tratando de tener hijos cuide su higiene dental!

Osteoporosis

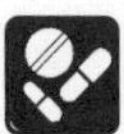

SUPLEMENTOS RECOMENDADOS

- Progesterona natural
- Vitamina D
- Calcio
- Magnesio
- Boro
- Vitamina A
- Lisina
- Manganeso

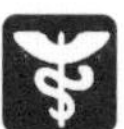

Muchos médicos dicen erróneamente a sus pacientes que el estrógeno ayuda a cultivar huesos. La realidad es que el estrógeno sintético no ayuda a nadie a crear huesos nuevos. Simplemente mantiene en su lugar los viejos. Los estudios demuestran que al cabo de 5 a 7 años, los efectos estabilizadores de las hormonas sintéticas se pierden y el hueso viejo se vuelve muy vulnerable. Es la progesterona la que ayuda a crear hueso nuevo; hablo de la progesterona natural, no de la progestina sintética.[55]

Estudios realizados por el doctor John R. Lee demostraron que las mujeres podían producir un 37% de hueso nuevo aplicándose progesterona natural. Esa es una magnífica noticia, pero incluso mejor es el hecho de que los peores casos registraron los mejores resultados.[56] Si le han dicho que tiene osteoporosis o si está en grupo de riesgo, POR FAVOR, busque progesterona natural y utilícela a su discreción.

Afecciones periodontales

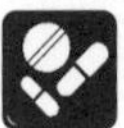

SUPLEMENTOS RECOMENDADOS

- Coenzima Q-10
- Ácido fólico
- Aloe vera
- Vitamina C

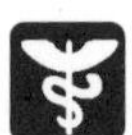

No pase por alto las señales de las afecciones periodontales: encías sangrantes o una recesión de la línea de las encías. Las enfermedades periodontales, como ya hemos mencionado, se vinculan con problemas del corazón y también con abortos espontáneos. El doctor James Privitera me ha dicho que la recesión de las encías generalmente se correlaciona con la pérdida ósea, lo cual apunta a un alto riesgo de osteoporosis.[57] Si usted nota una recesión en la línea de sus encías, su sugerencia es que verifique los niveles de minerales en su organismo para ver cómo andan los de calcio.

Síndrome premenstrual

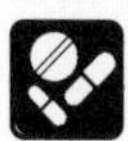

SUPLEMENTOS RECOMENDADOS

- Progesterona natural
- Vitamina B6
- Complejo vitamínico B
- Ácido gamma linoleico
- Calcio / magnesio
- Ácidos grasos esenciales
- Vitamina E
- Cohosh negro
- Dong quai
- Raíz de regaliz

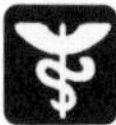

Los síntomas comunes del síndrome premenstrual son ansiedad, aventazón, sensibilidad en los pechos, cólicos, episodios de llanto, depresión, jaquecas, insomnio, dolor sacrolumbar, cambios bruscos del estado de ánimo, ansias de comer azúcar, acné y aumento de peso.

Coincido con el doctor John R. Lee en que las mujeres con síntomas del síndrome premenstrual tienen generalmente altos niveles de estrógeno, o son elevados en relación con sus niveles de progesterona.

El estrés, toxinas ambientales (conocidas como xenoestrógenos), alimentos que contengan sustancias estrogénicas, y las píldoras anticonceptivas, pueden causar la condición conocida como predominio del estrógeno. El uso de progesterona natural entre los días 12 y 26 del ciclo menstrual puede aliviar notablemente e incluso eliminar por completo los síntomas del síndrome premenstrual.

El magnesio es también muy importante para la formación de los neurotransmisores encargados de regular el estado de ánimo. Si se considera que el chocolate tiene un alto contenido de magnesio, se comprenderá por qué lo ansían las mujeres que padecen este síndrome. Otros alimentos que son buenas fuentes de magnesio son las berzas, las nueces, los higos y las semillas de calabaza.

Próstata

SUPLEMENTOS RECOMENDADOS

- Saw palmetto
- Zinc
- Pigeum
- Selenio
- Progesterona natural
- Vitamina E

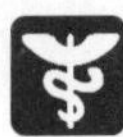

Un estudio publicado en el número de julio del 2001 de la revista *Urolgy* afirma que las semillas de linaza pueden retardar el avance del cáncer de la próstata. Investigadores de la Universidad Duke encontraron que las semillas de linaza contienen un compuesto fibroso llamado lignano que puede ayudar a retardar el crecimiento de los tumores acoplándose a la hormona masculina testosterona, la cual puede contribuir al avance del cáncer de próstata.[58] Estas semillas también contienen ácidos grasos Omega-3, los cuales retardaron en estudios con animales el desarrollo del cáncer. Un estudio reciente indicó que el licopeno, presente en los productos derivados del tomate, también reduce los riesgos de desarrollar cáncer de la próstata.[59]

A través de los años, muchos expertos en lucha contra el envejecimiento me han dicho que la progesterona natural es útil para tratar la hipertrofia de la próstata, pero fue el doctor Lee quien me reveló que la próstata está integrada por el mismo tejido embrionario que el útero. Así que, del mismo modo que la progesterona natural ayuda a proteger el útero contra los efectos negativos de los estrógenos ambientales, también protege a la próstata. Recuerde, la progesterona no es una hormona específicamente masculina o femenina, hombres y mujeres pueden usarla. Recomiendo 1/4 de cucharadita dos veces al día. Por otra parte, si usted tiene más de 55 años, puede ser un eficaz refuerzo de su libido.

Psoriasis

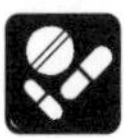

SUPLEMENTOS RECOMENDADOS

- Ácidos grasos esenciales
- Ácido fólico
- MSM
- Complejo vitamínico B
- Cardo lechero
- Aloe vera
- Zinc

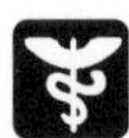

En términos estrictos, la psoriasis no es un trastorno externo de la piel; es una condición causada por una perturbación metabólica que hace que las células de la piel se dividan a un ritmo muy elevado, demasiado rápido para evitar que se acumulen, lo cual resulta en gruesos parches de piel enrojecida y cubierta de escamas plateadas. Los expertos creen que la ansiedad o el estrés desencadenan los ataques de psoriasis, así como deficiencias de ácidos grasos esenciales y un bajo nivel de enzimas de la digestión, específicamente la deficiencia de ácido clorhídrico y ácido fólico.[60]

Los expertos también recomiendan evitar totalmente el alcohol, ya que este empeora en grado considerable la psoriasis. Asimismo, suspenda el consumo de grasas animales, pues estas también desatarán una respuesta inflamatoria.

Los ácidos grasos esenciales son en extremo importantes en el tratamiento de la psoriasis, ya que inhiben la producción de compuestos inflamatorios. Además de tomar suplementos de dichos ácidos grasos, pruebe a consumir pescados ricos en Omega-3, como el salmón, las sardinas y la macarela.

Artritis reumatoidea

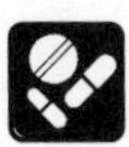

SUPLEMENTOS RECOMENDADOS

- Betacaroteno
- L-cisteína
- Vitamina C
- Vitamina B12
- Ácidos grasos esenciales
- Pregninolona
- Glucosamina

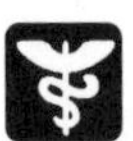

Si sufre de artritis reumatoidea, es importante que sepa que alrededor de un tercio de las personas que enfrentan esta condición son sensibles a la solanina, sustancia que se encuentra en plantas de la familia de las solanáceas como el ají pimiento, la berenjena, el tomate, las papas o patatas y el tabaco. Si las elimina de su dieta podrá reducir significativamente las señales y síntomas de la artritis reumatoidea.[61]

Energía sexual

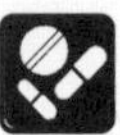

SUPLEMENTOS RECOMENDADOS

- Ginkgo biloba
- L-arginina
- Ácido fólico
- Ginseng coreano
- Tribulus terrestris
- Zinc
- Progesterona natural
- DHEA

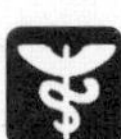

Las preguntas sobre la pérdida de la libido tienen el número uno entre las consultas que me hacen mis televidentes por correo. Fue por eso que me decidí a escribir el libro *Mejor sexo para usted*. Creo realmente que debí haberlo subtitulado *There Is Hope for Your Sex Life* [Hay esperanza para su vida sexual], pues son muchas las personas con quienes hablo que parecen haber perdido la esperanza. Usted puede hacer mucho por restaurar su vitalidad sexual natural. Los suplementos arriba relacionados le ayudarán, pero para las mujeres la progesterona natural es mi primera recomendación. En el libro hay muchas más respuestas para usted, o puede escribirme o visitar mi página web en www.askdrhelen.com

Problemas dérmicos

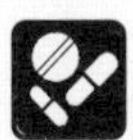

SUPLEMENTOS RECOMENDADOS

- Ácidos grasos esenciales, especialmente Omega-6.
- Vitamina A
- Aceite de orégano
- Vitamina B6
- Ácido fólico
- Cardo lechero
- Vitamina D
- Zinc

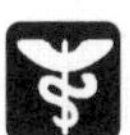

Además de las recomendaciones precedentes, le insto firmemente a exfoliar su piel dos veces a la semana, incluso si es seca. Es una falacia que las mujeres de piel seca no puedan exfoliarla. Le hace falta mudar esas células muertas de la piel para dar paso a la piel fresca que hay abajo. También apoyo el uso de ácidos alfahidróxicos, vitamina A y suero de vitamina C para tratar pieles problemáticas o rejuvenecer una envejecida. Si desea otras respuestas a sus problemas de la piel, por favor visite mi página web en www.askdrhelen.com.

Deficiencia espermática
(Bajo conteo de espermatozoides)

SUPLEMENTOS RECOMENDADOS

- Selenio
- Zinc
- L-arginina
- Tribulus terrestris
- Vitamina A

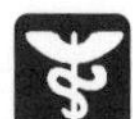

Si su problema es un bajo conteo de espermatozoides, no pierda las esperanzas. La medicina moderna ha provisto numerosas formas de ayudarle. Cappy Rothman, que ejerce en Los Ángeles, California, y es uno de los principales expertos en infertilidad masculina en los Estados Unidos, ha desarrollado un programa mediante el cual ¡es posible utilizar un solo espermatozoide para facilitar con éxito el embarazo![62]

SUPLEMENTOS RECOMENDADOS

- Tirosina
- Magnesio
- Vitamina C
- Complejo vitamínico B
- Progesterona natural
- Pregninolona
- Melatonina
- Ginseng
- Raíz de regaliz
- DHEA
- Kava

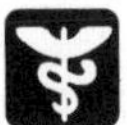

El doctor Vincent Giampampa, miembro fundador de la Junta Estadounidense de Medicina Contra el Envejecimiento, y presidente del Instituto Internacional para la Longevidad, me dijo en el escenario de Doctor to Doctor que el estrés puede definirse como «la sensación de andar siempre de prisa». Esto mantiene altos los niveles de cortisol y daña las células cerebrales, lo cual resulta en pérdida de la memoria y envejecimiento del cerebro, dificultando a su vez un adecuado funcionamiento del organismo. Su consejo: «Vaya despacio, haga un esfuerzo consciente por moverse más lenta, pero eficientemente».[63] Creo que todos haríamos mejor en escuchar este consejo.

Mi mentor, el doctor John R. Lee, me enseñó hace muchos años que la progesterona ayuda a equilibrar los niveles de cortisol. También puede ayudar a restaurar la energía y a corregir los desequilibrios hormonales. El estrés crónico conduce a altos niveles de cortisol en el organismo, lo cual significa que el cuerpo está en un estado de bastante desequilibrio hormonal.[64]

Tinnitus
(Campanilleo en los oídos)

SUPLEMENTOS RECOMENDADOS

- Ginkgo biloba
- Magnesio
- Equinácea
- Coenzima Q-10
- Colina
- Zinc
- Vitamina B12

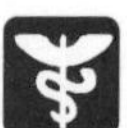

El doctor David Wood, de Trinity Medical Clinic en Lynwood, estado de Washington, me dijo que el tinnitus puede ser causado por una disfunción del nervio auditivo. Aunque no se han realizado estudios con pacientes de tinnitus, el doctor Wood afirma que se cree que la fosfatidilserina ayuda a reparar el daño a la membrana de las células del sistema nervioso. Él recomienda probar el suplemento a las personas que padecen esta dolencia.[65] En otro estudio se descubrió que un 47% de las personas que sufrían de tinnitus tenían una deficiencia de vitamina B12.[66]

Infecciones del tracto urinario

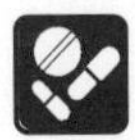

SUPLEMENTOS RECOMENDADOS

- Pigeum
- Acidófilos
- Equinacea

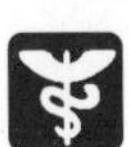

Las mujeres menopáusicas suelen ser propensas a infecciones frecuentes del tracto urinario, debido a deficiencias hormonales que causan un deterioro del sistema urogenital. Como los receptores de estrógeno se encuentran en la vejiga y el tracto urinario inferior, una buena crema de progesterona natural y estrógeno puede ayudar a mantener sano y resistente a las infecciones el tejido de esta área. Si la infección es bacteriana, a veces el tratamiento debe incluir antibióticos.

Uno de los mejores remedios que he encontrado para el alivio temporal de una infección del tracto urinario es el té de perejil. Para prepararlo, tome dos mazos de perejil corriente. Hiérvalos durante 20 minutos en 7 a 10 cm de agua. Déjelo enfriar, y luego beba el té. ¡Es muy refrescante para la vejiga!

Infecciones virales

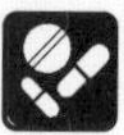

SUPLEMENTOS RECOMENDADOS

- Extracto de hoja de olivo
- Vitamina C
- Zinc
- Quercetina (bioflavonoides)
- Equinácea

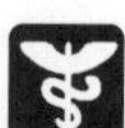

Muchos expertos me han dicho que la mejor defensa contra una enfermedad viral es tomar tanta vitamina C como pueda tolerar (las cantidades excesivas causan diarreas). Una vez alcanzado el punto de intolerancia intestinal (diarrea) reduzca ligeramente la dosis hasta que encuentre una de mantenimiento. En muchas condiciones, los síntomas se reducen significativamente, sobre todo cuando se trata de virus del catarro común.

Pérdida de peso y supresores del apetito

SUPLEMENTOS RECOMENDADOS

- 5-HTP
- Cromo
- Vanadio
- Té verde
- Coenzima Q-10
- L-fenilalanina
- DHEA
- L-tirosina
- L-glutamina

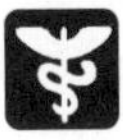

Dos recomendaciones que pueden ayudarle en su batalla por controlar su peso:

1. Investigadores que se ocupaban de los efectos metabólicos del té verde han encontrado que este puede ayudarle a bajar de peso. Un estudio realizado en Suiza halló que el extracto de té verde incrementaba el nivel de combustión de las grasas en el organismo, y lo mantenía atizado (*American Journal of Clinical Nutrition*).[67] Los resultados llevaron a los investigadores a concluir que él te verde puede ayudar a reforzar la termogénesis de las grasas, o incineración de las mismas por los microscópicos hornos metabólicos del organismo.

2. El doctor Vincent Giampapa, miembro fundador de la Junta Estadounidense de Medicina contra el Envejecimiento y presidente del Instituto Internacional para la Longevidad, me dijo que quienes intentan bajar de peso deben comer espinaca cruda, puesto que esta contiene ¡un 43% de proteínas! Apenas estará ingiriendo calorías y obtendrá al mismo tiempo sus proteínas. ¡No más quejas por sentirse débil durante la dieta![68]

Arrugas

SUPLEMENTOS RECOMENDADOS

- Ácidos grasos esenciales
- Vitamina E
- Picnogenol
- MSM

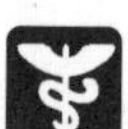

El doctor Julian Whitaker y el farmacólogo Jim Jamieson me ofrecieron el mejor consejo para tratar las arrugas. Está probado que funciona, y lo he estado recomendando durante años: ¡vitamina C de uso tópico! Extensos estudios realizados en el Centro Médico de la Universidad Duke y en la Universidad de California, sede de San Diego, demostraron que sueros que contenían una dosis altamente concentradas de vitamina C pueden estimular eficazmente los tejidos compuestos por colágeno y elastina de la capa dérmica de la piel. Con la formación de nuevo colágeno, el tono de la piel fue restaurado, esta recobró una apariencia lisa y llena, y la apariencia de arrugas y bolsas fue visiblemente reducida.[69]

Nota: A fin de conseguir estos resultados, la vitamina C debe tener un estado especialmente formulado y estabilizado. No frote vitamina C de una píldora o cápsula directamente sobre la piel, pues no resultará. La forma oral tampoco sirve. Mis investigaciones sobre los sueros de este nutrimento me han enseñado que la vitamina C-ester es el ingrediente clave que se debe buscar en el suero. Para mayor información sobre los cuidados de la piel según la edad avanza, visite mi página web: www.askdrhelen.com.

Tres ases de triunfo:
Palabra, agua y caminar

Estimados lectores:

¡Recuerden que fueron creados en un jardín, no en un laboratorio!

Además de llevar una dieta hasta auxiliada con los elementos necesarios, hay otros tres ingredientes que —deseo recordarles— son vitales para su salud: Esos tres ases son: Palabra, agua y caminar.

Palabra

El primer caso comprende sus lecturas diarias y compensar la Palabra de Dios recibiendo Sus promesas de curación y salud. Meditar en la Palabra de Dios es esencial para su salud mental y espiritual, ya que afecta directamente a la física. Le instó a pasar al menos unos minutos al día meditando en silencio sobre el amor de Dios mientras Él se lo revela a través de Su Palabra.

Agua

Usted debe beber al menos la mitad de su peso en onzas de agua al día. Para la mayoría de nosotros esto equivale a unos 8 a 10 vasos de agua diarios.

Su organismo requiere una cantidad suficiente de agua para funcionar adecuadamente. Si nos deshidratamos, el cerebro se reduce. Además, si nos falta energía, es muy posible que estemos deshidratado. El agua ayuda a llevar el oxígeno a los tejidos del cuerpo, el cual es necesario para disponer de energía. Si usted padece una dolencia o enfermedad, el agua le ayudará a desintoxicar sus células y a expulsar del cuerpo las toxinas causantes de la afección.

El agua también ayuda a que los nutrimentos circulen por el organismo, mejora la función renal y previene los cálculos de los riñones. Otras funciones vitales que facilita el agua en el cuerpo son:

- Lubrica las articulaciones.
- Previene el estreñimiento.
- Mantiene la piel húmeda y elástica.
- Ayuda a mantener un tracto respiratorio sano.

Recomiendo el agua filtrada o embotellada, especialmente si la de su localidad contiene mucho cloro o niveles inseguros de flúor u otras sustancias químicas.

Caminar

Sé que a muchos de ustedes no les gustan los ejercicios agotadores; algunos no están físicamente aptos para ellos. ¡Pero la mayoría de nosotros puede caminar! La inactividad es una de las principales causas de nuestras enfermedades físicas y mentales; la inactividad física total puede causar el deterioro de nuestros cerebros y nuestros cuerpos. Con sólo caminar ejercitamos las principales partes del cuerpo y realizamos la que se considera una de las más valiosas entre todas las formas de ejercicio.

Empiece a caminar, comience por caminar hasta el final de su cuadra o su calle, o al menos hasta el buzón. No tiene que cambiar drásticamente de la noche la mañana: sólo comience con un paseo corto cada día. Quizás encuentre quien le acompañe a caminar y a llorar. Comience con cinco minutos; si es posible ir aumentando gradualmente hasta media hora, hágalo.

Usted puede hacerlo paso a paso. ¡Yo lo hice! Fíjese cuántos beneficios puede derivar de sus paseos:

LOS BENEFICIOS DE CAMINAR

- Incrementa la circulación de oxígeno al cerebro.
- Mantiene el cerebro joven y vital.
- Crea una sensación de bienestar.
- Incrementa los niveles energéticos.
- Alivia el estrés, reduce los niveles de cortisol.
- Combate la depresión.
- Incrementa la energía y el rendimiento sexual.
- Fortalece el sistema cardiovascular.
- Mejora la circulación.
- Quema calorías.
- Mantiene lubricadas las articulaciones.
- Fortalece el sistema inmunológico.
- Mejora los patrones del sueño.
- Ayuda a reducir la presión arterial.

Estoy convencida de que usted disfrutará una calidad de vida mucho mejor añadiendo simplemente a su rutina diaria estos tres ases de triunfo. ¡En mi vida han hecho una maravillosa diferencia!

Cordialmente,
Doctora Helen Pensanti

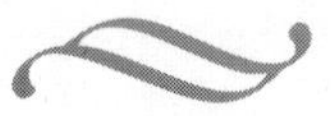

Guía de recursos

Mis fórmulas de crema de progesterona natural y de fitoestrógeno de trébol rojo se pueden adquirir en Estados Unidos en las tiendas Sav-On, Osco, Jewel y ciertos supermercados Albertson's. También, en muchos otros establecimientos de productos para la salud.

Están a la venta bajo los nombres *Pro-HELP* (la que contiene progesterona USP) y *Menopause Relief Cream* (mixtura de progesterona y fitoestrógeno).

Si tiene preguntas específicas relacionadas con el equilibrio hormonal en la mujer, y desea consultar información y estudios actualizados, visite mi página web: www.askdrhelen.com

PREGUNTAS SOBRE LA LIBIDO, LA ENERGÍA SEXUAL Y LAS HORMONAS NATURALES

Para recibir los siguientes folletos gratuitos en inglés y otra literatura útil:

1. Natural Hormones Made Easy
2. Top 10 reasons to Get Off Synthetic Hormones
3. Latest Hormone Studies/Guidelines

ESCRIBA A:

Doctora Helen Pensanti
P.O. Box 7530
Newport Beach, CA 92658
www.askdrhelen.com
Teléfono: (800) 301-1982
E-mail: info@askdrhelen.com

Notas

Por favor, tome nota: No es intención de la autora recomendar toda la información que se encuentra en las páginas Web relacionadas; las mismas sólo sirven como referencias de los comentarios que ella ha presentado acerca de ciertas condiciones médicas específicas.

ANTES QUE SIGA LEYENDO

[1] Webster's New World Dictionary of American English, Tercera Edición Universitaria, Simon y Schuster, Nueva York, 1988, s.v. «vitamin».

[2] *Ibíd.*, s.v. «mineral».

[3] *Ibíd.*, s.v. «amino acid».

[4] *Ibíd.*, s.v. «supplement».

VITAMINAS

[1] Taber's Cyclopedic Medical Dictionary, 18va edición, F.A. Davis Company, Philadelphia, 1997, s.v. «antioxidant».

[2] Prevention's Healing With Vitamins, Alice Feinstein, ed., Rodale Press, Emmaus, PA, 1998, p. 477.

OTROS SUPLEMENTOS NATURALES

[3] F. Jordan, «An Immuno-Potentiating Super Hero-Beta-1,3/1,6-glucan Derived from Yeast Cell Wall», Macrophage Technologies Publication, 1998, pp. 1–4.

[4] Schultz et al., «Association of Macrophage Activation with Anti-tumor Activity by Synthetic y Biologic Agents», Cancer Res. 37, 1997, pp. 3338–3343.

[5] Rovati et al., International Journal of Tissue Reactions 14, 1992, pp. 243–245.

[6] E.S. Johnson, N. P. Kadam, D. M. Hylys et al., «Efficacy of feverfew as a prophylactic treatment of migraine», British Medical Journal 291, 1985, pp. 569–573.

[7] L. Stephen Coles, M.D., Ph.D., The IP6 with Inositol Question y Answer Book, Freedom Press, Topanga, CA, 1999.

[8] *Ibíd.*

[9] Taber's Cyclopedic Medical Dictionary, s.v. «estradiol».

[10] Megan Garvey, «FDA Warns That Kava Use May Cause Liver Damage», Los Ángeles Times, 26 de marzo de 2002, A14.

[11] Fuente obtenida de la Internet: Meg McGowan, «Herbs to Prevent Cancer», Conscious Choice, febrero 2001, www.consciouschoice.com/herbs/herbs1402.html. Tomada en junio 18, 2002.

[12] Taber's Cyclopedic Medical Dictionary, s.v. «aldosterone».

[13] Associated Press, «Herb Seems to Interfere With Chemo», Los Ángeles Times, abril 9, 2002, A14.

RECOMENDACIONES PARA AFECCIONES COMUNES

[14] James E. Fulton, M.D., Ph.D., Acne Rx, Self-published, 2001, pp. 172–174.

[15] Lancet 356, 2000, pp. 1573–1574.

[16] M. Sano et al., «A controlled trial of selegihine, alpha-tocopherol, or both as a treatment for Alzheimer's disease», New England Journal of Medicine 336, abril 24, 1997, pp. 1216–1222. Además, Julian Whitaker, M.D., «Antioxidants and Memory Function», obtenido de la Internet en www.drwhitaker.com. Consultado el 2 de julio de 2002.

[17] Bill Sardi, The Iron Time Bomb, publicado por el autor, 1999, pp. 145–154. Además, fuente obtenida de la Internet: Bill Sardi, «Media Overlooks Human Studies on Vitamin C», Nutrition Science News, agosto 2001. Transcripción disponible en www.newhope.com/ffn/ffn_backs/guide_2001/media.cfm.

[18] Sardi, The Iron Time Bomb. Disponible en la Internet en www.askbillsardi.com.

[19] El doctor Ray Sahelian fue entrevistado en Doctor to Doctor acerca del tema de la salud y el funcionamiento del cerebro. El programa salió al aire el 29 de agosto de 2000. También encontrado en la Internet: www.raysahelian.com.

[20] Fuente obtenida de la Internet: NutriNotes, vol. 4, no. 6, noviembre–diciembre 1997. Transcripción disponible en www.nutrinotes.com/novdec97-simple.htm.

[21] Joseph Pizzorno y Michael Murray, *Encyclopedia of Natural Medicine*, Prima Publishing, Rocklin, CA, 1991, pp. 148–155.

[22] Stephen Levine fue entrevistado en el programa Doctor to Doctor sobre el tema del asma que salió al aire el 20 de febrero de 2001.

[23] C. Chen, N. Weiss, P. Newcomb, W. Bartow y E. White, «Hormone Replacement Therapy in Relation to Breast Cancer», JAMA 287, 13 de febrero de 2002.

[24] P.E. Mohr, D.Y. Wang, W.M. Gregory, M.A. Richards e I.S. Fentiman, «Serum Progesterone y Prognosis in Operable Breast Cancer», British Journal of Cancer 73, 1996, pp. 1552–1555.

[25] Fuente obtenida de la Internet: www.atkinscenter.com.

[26] Francisco Contreras, The Hope of Living Cancer Free (Lake Mary, FL: Siloam Press, 2000). Ver también en la Internet: www.cancure.org/oasis_hospital.htm.

[27] Fuente obtenida de la Internet: Treatment Benefit in the EECP; www.mercola.com/2001/jul/14/heart_therapy.htm.

[28] *Annals of Internal Medicine* 133, 2000, p. 245.

[29] R.J. Derman, «Counseling the Herpes Genitalis Patient», Journal of Reproductive Medicine 31, suppl. 5, mayo 1986, pp. 439–444.

[30] El doctor David Wood fue entrevistado en el programa Doctor to Doctor que salió al aire el 9 de mayo de 2000.

[31] L. Packer, E.H. Wittt y H.J. Tritschler, Lipoic Acid as a Biological Antioxidant, Free Radical Biology and Medicine 19.2, 1995, pp. 227–250.

[32] Fuente obtenida de la Internet: «AREDS: Nutrition Can Slow or Prevent Vision Loss from AMD», www.allaboutvision.com/conditions/amd_news.htm.

[33] John R. Lee, M.D., What Your Doctor May Not Tell You About Menopause, Warner Books, Inc., Nueva York, 1996.

[34] Garth L. Nicolson, M. Nasralla, J. Haier y N. Nicolson, «Treatment of Systemic Mycoplasmal Infections in Gulf War Illness, Chronic Fatigue and Fibromyalgia Syndromes», Intern. J. Medicine, 1998, pp. 123–128.

[35] Dr. Morton Walker, Olive Leaf Extract, Kensington Publishing Corp., New York, 1997, pp. 155–159.

[36] «13 Ways Aloe Can Help», Alternative Medicine, marzo de 1999, pp. 56–60.

[37] *Ibíd.*

[38] «Letters to the Editor», New England Journal of Medicine, diciembre 1998.

[39] Fuente obtenida de la Internet: «GHR15youngernow», www.ghr15youngernow.com.

[40] Jim Jamieson fue entrevistado en el programa Doctor to Doctor sobre el tema de la lucha contra el envejecimiento que salió al aire el 6 de septiembre de 1999.

[41] Alternative Medicine: The Definitive Guide, compilado por The Burton Goldberg Group, Future Medicine Publishing, Inc., Tiburon, CA, 1993, 1999, p. 696.

[42] La doctora Kelly J. Tucker fue entrevistada en el programa Doctor to Doctor que salió al aire el 7 de septiembre de 1998. Ver además la fuente de Internet: «New Heart Technologies Will Save Thousands More…» www.medtech1.com/success/device_stories.cfm/22/1.

[43] Alternative Medicine: The Definitive Guide, pp. 126–129.

[44] Harris Gelberg, M.D., «Final Report» on the Aspirin Component of the Physician's Health Study, Highlights 11 (primavera de 1988).

[45] Lancet II, 1969, pp. 962, 800; Journal of Traditional Chinese Medicine 6, 1986, p. 117.

[46] Journal Agriculture and Food Chemistry (12 de septiembre de 1998), edición en la Web. Ver además la fuente obtenida de Internet: Healthy Bites, www.phillyburbs.com/ food/features/0501healthybites.htm.

[47] D.J. Fletcher, «Thymic Protein A,» Alternative Medicine, julio 2000, pp. 28–32.

[48] Fuente obtenida en la Internet: www.raysahelian.com.

[49] Dr. Edward J. Conley, America Exhausted (n.p.: Vitality Press, 1998).

[50] Julian Whitaker's Health & Healing, Vol. 12, No. 2, febrero de 2002, pp. 1–2.

[51] Archives Internal Medicine 161, 2001, pp. 1703–1708.

[52] Rita Rubin, «Research Casts Doubt on HRT's Heart Benefits», 7 USA Today (24 de julio de 2001); Rosie Mestel, «Hormone Therapy May Not Benefit the Heart,» Los Ángeles Times (24 de julio de 2001); estudios individuales en JAMA 226: 652–657 y JAMA 280, pp. 605–613.

[53] Fuente obtenida en la Internet: «Progesterone Used to Treat Osteoporosis, Miscarriage,» The John R. Lee, M.D. Medical Newsletter (septiembre 1998), 3; www.johnleemd.com/books.html.

[54] Fuente obtenida en la Internet: www.exceptionalpractice.com/gp_ow.htm.

[55] Fuente obtenida en la Internet: «Discontinuing Hormone Replacement Therapy Does Not Accelerate Bone Loss», 25 de marzo de 2002, www.medem.com. Consultado el 18 de junio de 2002.

[56] John R. Lee, M.D., Natural Progesterone: The Multiple Roles of a Remarkable Hormone, BLL Publishing, Sebastopol, CA, 1993, pp. 76–88.

[57] New York State Journal of Medicine, febrero 1975, p. 335.

[58] «Flaxseed & Prostate», Julian Whitaker's Health & Healing, vol. 12, no. 2, febrero 2002, p. 5; Fuente también obtenida de la Internet: www.dukenews.duke.edu/med/flaxseed.htm.

[59] «Tomatoes and Lycopene in Prostate Cancer Risks», Julian Whitaker's Health & Healing, vol. 11, no. 1, enero 2001, p. 5.

[60] Alternative Medicine: The Definitive Guide, p. 965.

[61] Carlton Fredericks, Arthritis: Don't Learn to Live With It (n.p.: The Berkeley Publishing Group, 1981).

[62] Fuente obtenida de la Internet: Center for Male Reproduction, www.malereproduction.com.

[63] Robert Goldman, M.D., D.O., Ph.D., Brain Fitness, Doubleday, Nueva York, 1999, p. 82. Fuente también obtenida de la Internet: www.giampapainstitute.com/gia-about_giampapa.

[64] Lee, What Your Doctor May Not Tell You About Menopause, p. 342.

[65] El doctor David Wood fue entrevistado en el programa Doctor to Doctor sobre el tema del tinnitus que salió al aire el 22 de mayo de 2000.

[66] Alternative Medicine, enero 2002, p. 19.

[67] Am Jrnl Cl. Nut. 70, diciembre 1999, pp. 1040–1045.

[68] Dr. Vincent Giampapa, «Anti-Aging Research and Advice», Séptima Conferencia Anual sobre la Lucha contra el Envejecimiento, apareció en Doctor to Doctor el 9 de agosto de 1999.

[69] N.V. Perricone, «Topical Vitamin C Ester (Ascorbyl Palmitate)», adaptado del Primer Simposio Anual sobre el Envejecimiento de la Piel, San Diego, California Journal of Dermatology 5, 1997, pp. 162–170.